SECOURS

A DONNER

AUX PERSONNES EMPOISONNÉES

ET ASPHYXIÉES.

IMPRIMERIE DE DENUGON.

SECOURS

A DONNER

AUX PERSONNES EMPOISONNÉES

ET ASPHYXIÉES;

Suivis des moyens propres à reconnaître les poisons et les vins frelatés, et à distinguer la mort réelle de la mort apparente;

PAR M.-P. ORFILA,

Professeur à la Faculté de Paris, Président des jurys médicaux, Médecin par quartier de S. M.; Membre correspondant de l'Institut, et de plusieurs sociétés savantes nationales et étrangères.

DEUXIÈME ÉDITION,
REVUE, CORRIGÉE ET AUGMENTÉE.

A PARIS,
CHEZ L'AUTEUR, RUE DE TOURNON, N° 33
ET CHEZ BÉCHET JEUNE, LIBRAIRE,
PLACE DE L'ÉCOLE DE MÉDECINE, N° 4.
1821.

INTRODUCTION.

PARMI les maladies graves, celles qui réclament les plus prompts secours sont, sans contredit, les asphyxies et les diverses espèces d'empoisonnement. La conservation des individus asphyxiés ou empoisonnés dépend toujours de la rapidité avec laquelle les médicamens convenables leur sont administrés; d'où il résulte que les médecins, les chirurgiens, les officiers de santé et les pharmaciens doivent toujours se tenir au courant des progrès de la science, pour être à même de combattre ces maladies dangereuses, sans perdre un moment.

Il est même de la plus haute importance que les maires, les curés, les chefs d'établissemens, les pères de famille et les habitans de la campagne, connaissent à cet égard toutes les ressources de notre art, afin de donner des secours aux malheureuses victimes de ces accidens lorsque le praticien est éloigné, et qu'il ne peut se rendre auprès d'elles qu'une ou plusieurs heures après l'événement. L'expérience prouve tous les jours que les maladies de ce genre ne se terminent souvent d'une manière funeste, que par le défaut de connaissances des personnes qui entourent les malades dès le commencement de l'affection. Cette considération nous engage à publier le Manuel que nous offrons au Public : nous avons voulu qu'il fût regardé comme un recueil contenant seulement les préceptes d'après lesquels il faut se conduire pour guérir les individus empoisonnés ou asphyxiés.

Nous avons scrupuleusement décrit la manière d'administrer et de préparer les médicamens, et nous avons indiqué leurs doses et l'époque à laquelle ils doivent être donnés : on pourra même nous accuser d'avoir été minutieux dans l'exposition de certains détails, et d'avoir répété des mots qui pouvaient être omis ; l'intérêt des malades doit nous servir d'excuse.

Nous croyons utile, avant d'entrer en matière, de donner quelques notions générales sur les objets dont nous allons traiter.

Poisons minéraux.

Les acides et les alcalis concentrés, les préparations d'arsenic, de cuivre, d'antimoine, de mercure, de bismuth, de zinc, d'étain, d'or et d'argent; le nitre, les bains de Barèges artificiels, le phosphore, et le sel ammoniac, tels sont les poisons minéraux dont nous ferons l'histoire.

Nous commencerons par décrire les *effets* qu'ils produisent après avoir été introduits dans l'estomac ou appliqués sur des plaies. Lorsque ces effets seront semblables à ceux que détermine un autre poison dont nous aurons déjà parlé, nous nous bornerons à indiquer le numéro du § dans lequel ils ont été exposés : par ce moyen, nous pourrons éviter un très-grand nombre de répétitions.

Sous le titre de *Considérations générales sur l'emploi des préparations de cuivre, de mercure, etc.*, nous ferons connaître les dangers qu'il y a à se servir de plusieurs de ces préparations sans l'avis du médecin ; nous insisterons particulièrement sur celles qui sont vénéneuses étant appliquées sur des plaies ; enfin, nous dirons tout ce qu'il importe de faire pour éviter l'empoisonnement.

Dans un autre article intitulé, *Moyens de distinguer les préparations d'arsenic, de cuivre, etc.*, nous décrirons les caractères les plus importans de ces poisons, ceux qui peuvent être facilement constatés, et souvent un ou deux de ces caractères suffiront pour faire reconnaître la substance vénéneuse : à l'aide de ces données, les médecins chargés de secourir les malades détermineront aisément la nature du poison qui a été avalé, et pourront combattre ses effets avec plus de sûreté.

Avant de parler du traitement de l'empoisonnement, nous examinerons, sous le titre de *Contre-poisons*, la valeur des différentes substances qui ont été regardées commes telles par plusieurs médecins : nous rejetterons toutes celles qui sont inutiles ou dangereuses, et nous ne conseillerons que celles dont l'efficacité nous a été démontrée par des expériences réitérées, et qui sont le *blanc d'œuf*, le *lait*, le *sel gris*, le *vinaigre*, le *jus de citron*, le *savon*, la *noix de galle*, et quelques autres matières que l'on peut se procurer avec la plus grande facilité.

Après avoir examiné tout ce qui est relatif au contre-poison, nous ferons connaître avec le plus grand détail la manière de traiter les divers empoisonnemens; nous indiquerons la préparation des médicamens qui doivent être administrés, la dose à laquelle on doit les donner, et l'ordre suivant lequel ils doivent être pris jusqu'au moment où les malades entrent en convalescence : alors, loin de les abandonner, nous les suivrons jusqu'à ce que le rétablissement soit complet, persuadés qu'il importe beaucoup de prodiguer les soins les plus assidus aux convalescens, si on ne veut pas s'exposer à perdre le fruit des médicamens déjà employés.

Poisons végétaux.

Nous rangerons les poisons végétaux dans trois sections : les *irritans*, les *stupéfians* et les *narcotico-âcres*.

Au commencement de chacune de ces sections, nous ferons l'énumération des substances vénéneuses qui y sont comprises, puis nous parlerons de leurs effets d'une manière générale. L'article suivant sera consacré à l'exposition du traitement qu'il importe d'adopter pour guérir l'empoisonnement qu'elles ont déterminé ; en sorte que les histoires particulières qui viendront immédiatement après n'auront d'autre objet que celui de faire connaître l'énergie de ces poisons ; les dangers que l'on peut courir en se les administrant soi-même ou en se les faisant administrer par des charlatans, et les moyens de les distinguer les uns des autres.

Il suit de là que, dans l'empoisonnement par une substance végétale dont on voudra connaître les effets et le mode de traitement, il faudra consulter ce qui aura été placé à la tête de chaque section.

Nous aurons d'ailleurs le plus grand soin d'indiquer dans la table générale les numéros correspondans aux diverses pages qui traitent des matières dont nous parlons.

Poisons animaux.

Les poisons animaux seront rangés sous plusieurs chefs : nous parlerons d'abord des *venins*, ou des effets produits par la morsure de la vipère, de plusieurs autres reptiles venimeux, ou par la piqûre du scorpion, de l'abeille, du bourdon, de la mouche, du taon, de l'araignée, de la tarentule, du cousin, etc. Nous indiquerons avec détail les symptômes déterminés par ces animaux et les moyens de les faire disparaître.

L'histoire des *moules* et de quelques poissons qui, dans certaines circonstances, ont produit l'empoisonnement, suivra immédiatement après.

Enfin, nous traiterons de la rage et de la pustule maligne (charbon); nous indiquerons minutieusement les moyens de s'opposer aux ravages de ces maladies désastreuses, et de les prévenir.

Asphyxies.

Les asphyxies seront traitées avec tout le développement qu'elles exigent. Nous parlerons de l'asphyxie par la vapeur du charbon, des fours à chaux, des cuves de raisin, des vins et d'autres liquides en fermentation; de l'asphyxie des fosses d'aisance, des égoûts, des puisards; de l'asphyxie à laquelle succombent les noyés, les pendus; de celle qui est produite par le défaut d'air, par le froid, par la chaleur, etc.

Nous décrirons les procédés à l'aide desquels on peut *introduire de l'air dans les poumons des personnes asphyxiées.*

Sous le titre de *Secours qui doivent être administrés aux enfans qui naissent sans donner signe de vie*, nous parlerons de l'asphyxie et de l'apoplexie des nouveau-nés, maladies qui ne sauraient être confondues sans danger, puisque le traitement qui convient à l'une est nuisible à l'autre.

Signes de la mort réelle, et des précautions à l'aide desquelles on peut éviter de confondre les morts avec les vivans.

Dans cet article, nous apprécierons à leur juste valeur les signes qui ont été regardés comme pouvant servir à déterminer si un individu qui paraît mort l'est en réalité, et nous ferons voir qu'aucun d'eux, pris isolément, excepté l'état de putréfaction bien manifeste, ne peut servir à décider cette question, et qu'il faut nécessairement juger d'après leur ensemble, si l'on veut éviter de commettre des erreurs graves.

Brûlures.

Les moyens qui doivent être mis en usage pour guérir les brûlures feront le sujet de cet article. Nous parlerons d'abord des brûlures superficielles et de peu d'étendue ; nous indiquerons ensuite tout ce qui est relatif aux brûlures superficielles qui intéressent une grande partie de la surface du corps, et nous terminerons par celles qui sont profondes, et qui donnent lieu à des ulcères plus ou moins larges.

Falsification des vins.

Le dernier article de l'ouvrage sera consacré à la falsification des vins. Nous ferons d'abord connaître les fraudes qui peuvent donner lieu à des accidens plus ou moins graves : ainsi nous indiquerons les moyens de reconnaître dans ces liqueurs la présence du plomb, de l'alun, d'une trop grande quantité d'eau-de-vie, etc., de là nous passerons à l'histoire des vins frelatés par des substances sucrées, colorantes ou astringentes, dont l'usage n'est, en général, suivi d'aucun danger; enfin, nous parlerons des procédés à l'aide desquels on peut découvrir l'arsenic, le cuivre et l'antimoine, si par hasard ils se trouvent contenus dans le vin.

Tels sont les objets dont nous avons cru devoir traiter pour rendre cet ouvrage utile.

TABLE DES ARTICLES.

FIN DE LA TABLE DES ARTICLES.

SECOURS

A DONNER

AUX PERSONNES EMPOISONNÉES ET ASPHYXIÉES.

CONSIDÉRATIONS GÉNÉRALES SUR L'EMPOISONNEMENT.

AVANT de parler du traitement qu'il convient d'employer dans chaque espèce d'empoisonnement, nous croyons devoir indiquer succinctement les divers symptômes de l'empoisonnement considéré d'une manière générale, et établir quelques préceptes importans relativement aux secours qu'il convient d'administrer aux personnes empoisonnées.

Symptômes de l'empoisonnement considéré d'une manière générale.

On sera en droit de soupçonner qu'un individu est empoisonné, lorsqu'il se manifeste tout-à-coup chez lui *un certain nombre* de symptômes que nous allons énumérer : odeur nauséabonde et infecte ; saveur variable, acide, alcaline, âcre, styptique ou amère; chaleur âcre au gosier et dans l'estomac, bouche écumeuse, sécheresse dans toutes les parties de cette cavité; sentiment de constriction dans la gorge; langue et gencives quelquefois livides, d'un jaune citron, blanches, rouges ou noires; douleur plus ou moins aiguë dans toute l'étendue du canal digestif, et plus particulièrement dans la gorge, dans la région de l'estomac, et dans quelques autres parties du bas-ventre; cette douleur est souvent très-mobile, et se fait sentir successivement dans toutes les parties du canal intestinal, et même dans la poitrine; fétidité de l'haleine, rapports fréquens; nausées; vomissemens douloureux, muqueux, bilieux ou sanguinolens, d'une couleur blanche, jaune, verte, bleue, rouge ou brunâtre, produisant dans la bouche une sensation variable, bouillonnant quelquefois sur le carreau, et dans ce cas rougissant l'eau de tournesol, ou bien n'exerçant aucune action sur le carreau, et alors pouvant verdir le sirop de violette; hoquet; constipation ou déjections alvines plus ou moins abondantes, avec ou sans ténesme, de couleur et de nature différentes, comme la matière des vomissemens; difficulté de respirer, angoisses; toux plus ou moins fatigante; pouls fréquent, petit, serré, irrégulier, souvent imperceptible, ou fort et régulier; soif ardente, les boissons augmentent quelquefois les douleurs et ne tardent pas à être vomies; frissons de temps à autre; la peau et les membres inférieurs sont comme glacés, quelquefois cependant il y a chaleur intense; éruption douloureuse à la peau; sueurs froides et gluantes; difficulté d'uriner, urine rare, brûlante.

Physionomie peu altérée d'abord; bientôt après le teint devient pâle et plombé; perte de la vue et de l'ouïe; quelquefois les yeux sont rouges et saillans hors des orbites; dilatation de la pupille; agitation, cris aigus, impossibilité de garder la même position; délire furieux ou gai; mouvemens convulsifs des muscles de la face, des mâchoires et des extrémités; rire sardonique, trismus; contorsions horribles; tête souvent renversée sur le dos; roideur extrême des membres accompagnée d'une contraction générale des muscles de la poitrine, qui détermine l'immobilité de ses parois; quelquefois stupeur, engourdissement, pesanteur de tête, envies de dormir, légères d'abord, puis insurmontables; vertiges; paralysie et grande faiblesse des membres inférieurs et abdominaux; état comme apoplectique; prostration extrême des forces; altération de la voix; priapisme opiniâtre, très-douloureux.

Le plus souvent, lorsque le malade n'est point secouru, les symptômes dont nous venons de parler augmentent d'intensité, depuis le moment de leur apparition jusqu'à la mort : il existe cependant des cas où les accidens cessent complétement, et ne reparaissent qu'au bout d'un certain temps; il y a évidemment un intervalle lucide : on dirait que l'empoisonnement est intermittent.

Si on ajoute aux symptômes que nous venons de décrire, ceux que l'on remarque après la morsure et la piqûre d'animaux venimeux, et dont nous parlerons plus bas, on aura une idée exacte des divers phénomènes que l'on peut observer pendant la vie d'un individu soumis à l'influence d'une substance vénéneuse qui aurait été introduite dans le canal digestif, ou qui aurait été appliquée sur la peau ulcérée.

Traitement de l'empoisonnement.

Il nous paraît d'autant plus important de fixer l'attention du lecteur sur le traitement de l'empoisonnement considéré d'une manière générale, que les médecins ne sont pas d'accord sur les avantages des diverses méthodes qui ont été proposées. Les uns pensent qu'il n'existe point de contre-poisons, et qu'en supposant même qu'il y en ait, il est dangereux de les employer. « Les spécifiques, dit M. Portal, sont recommandés aujourd'hui par quelques chimistes habiles, et par des médecins dont la clinique n'est pas encore bien avancée, presque toujours d'après les seuls résultats de quelques expériences sur des animaux vivans. » Voici comment les partisans de cette doctrine croient que l'on doit traiter l'empoisonnement : « Si le médecin arrive auprès du malade avant que les signes d'inflammation abdominale soient prononcés, il prescrit les vomitifs et les lavemens purgatifs, le plus promptement possible, afin d'expulser hors du corps le foyer vénéneux, de quelque nature qu'il soit. Mais si l'inflammation de l'estomac est déjà caractérisée par des vomissemens violens, des douleurs vives du bas-ventre, la tension des parois musculaires de cette cavité, les mouvemens convulsifs, la fièvre plus ou moins vive; par l'urine, qui est rouge, sanguinolente, alors, de quelque espèce que soit le poison avalé, le médecin ne prescrit ni ne doit prescrire le vomitif, parce qu'il serait funeste, et qu'il ajouterait à la cause du mal au lieu de la détruire. Les boissons adoucissantes, émollientes, légèrement anodines, sont les seules qui conviennent alors; aussi doivent-elles être abondamment prescrites : elles ne peuvent jamais être nuisibles en pareil cas, quand bien même elles faciliteraient les vomissemens, parce qu'elles n'opéreraient cet effet qu'en relâchant le tissu des parties et non en l'irritant. » (Portal, *Mémoires sur la nature et le traitement de plusieurs maladies*, 4e année 1819, pages 309 et 310.)

Il résulte évidemment de ce qui précède, que M. Portal proscrit l'emploi des antidotes dans le traitement de l'empoisonnement; ce qui prouve qu'il ne les croit utiles dans aucun cas. Cependant on lit, page 312 de l'ouvrage cité, une assertion qu'il est difficile de concilier avec les deux passages que nous venons de transcrire: «S'il n'existe pas, dit M. Portal, des symptômes d'inflammation, il faut, dans le cas d'empoisonnement par le tartre stibié, prescrire l'infusion de *quinquina*: MM. *Fourcroy* et *Berthollet* ont cité d'heureux exemples de guérison d'*inflammation abdominale* causée par de fortes doses d'émétique, par la boisson d'infusion de quinquina. » Le quinquina agit-il autrement qu'en décomposant l'émétique, et en le transformant en une substance qui est sans action délétère sur l'économie animale? en un mot, le quinquina n'est-il pas le contre-poison de l'émétique? Donc, pour être conséquent, M. Portal aurait dû reconnaître l'avantage de l'emploi des substances qui sont les antidotes des sels de mercure, de cuivre, de plomb, etc., au moins lorsqu'il n'existe pas de symptômes d'inflammation. M. Portal ajoute, page 319 : « A peine peut-on citer quelques exemples de leurs succès (en parlant des antidotes); tandis qu'il y a une si grande quantité d'heureux traitemens par la méthode que je viens d'exposer, que nos livres en sont pleins, etc. » Le savant médecin dont nous combattons ici l'opinion n'ignore point combien les cas d'empoisonnement sont rares; il sait que les contre-poisons dont il cherche à détruire l'efficacité n'ont été proposés, pour la plupart, que dans le courant de l'année 1813, et que beaucoup de praticiens les ont rejetés, sans appel, avant de les connaître. Néanmoins, nous pouvons affirmer que plusieurs médecins français et étrangers se sont empressés de vérifier chez l'homme, que les résultats de nos expériences étaient exacts; loin de regarder les essais faits sur les animaux, comme insignifians, ils y ont attaché beaucoup d'importance, et leurs efforts ont été couronnés de succès. Parle-t-on sérieusement lorsque pour annuler des résultats relatifs aux expériences faites sur les contre-poisons, on dit qu'elles ont été tentées sur des animaux seulement? Nous ne le pensons pas; en effet, que l'on introduise de l'acétate de plomb dans un verre, dans un pot, dans l'estomac d'un chien ou d'un homme; que l'on verse par-dessus du sulfate de soude (contre-poison du sel de plomb) *aussitôt qu'il y aura contact*, le poison sera décomposé, le contre-poison aura produit tout l'effet que l'on en attendait : que l'on substitue à l'acétate de plomb, les sels de mercure, de cuivre, et au sulfate de soude de l'albumine, on obtiendra des effets analogues. N'a-t-on pas lieu de s'étonner maintenant, lorsqu'on entend dire que la décomposition du poison par le contre-poison, a lieu dans l'estomac d'un chien, tandis qu'elle ne se fait pas chez l'homme; c'est comme si on disait : *par cela seul, que le poison et le contre-poison sont mêlés dans l'estomac de l'homme, l'action chimique de l'un sur l'autre cesse ;* cette décomposition est indépendante du vase dans lequel elle s'opère; pourvu que le contact ait eu lieu entre le poison et le contre-poison, peu importe la nature du vase qui contenait le mélange. Notez que le même médécin qui tiendra ce langage, n'hésitera pas à administrer de la *magnésie calcinée*, lorsqu'il soupçonnera la présence d'une trop grande quantité d'acide dans l'estomac, dans ce cas, il admettra que la magnésie s'empare de l'acide dans l'estomac, comme elle le ferait dans un vase inerte.

Les médecins qui ne partagent point l'opinion de M. Portal, distinguent *deux époques* dans le traitement de l'empoisonnement, ainsi que nous l'avons établi dans notre Traité de Toxicologie : 1° il n'y a pas long-temps que le poison a été avalé : il se trouve dans le canal digestif, il faut autant que possible l'empêcher d'agir en le chassant, soit par le haut, soit par le bas, *ou en le combinant avec une substance qui neutralise ses propriétés vénéneuses :* cet objet étant rempli, on doit combattre les symptômes qui ont été déterminés par le poison, à l'aide de moyens qui varient suivant les cas. 2° Le poison est avalé depuis long-temps; des vomissemens, des selles ont eu lieu, tout annonce que la substance vénéneuse, qui n'a point agi, a été entièrement expulsée; on compromettrait la vie du malade si, dans ce cas, on s'obstinait à vouloir agir sur le poison : il faut tout simplement s'opposer aux progrès de la maladie par les moyens généraux appropriés.

Première époque. Il faut débarrasser le malade de la substance vénéneuse qui n'aurait point encore agi; car si elle continue d'exercer son action sur le canal digestif, les accidens seront singulièrement aggravés, et les médicamens employés produiront à peine de bons effets. Or, il y a deux moyens d'empêcher l'action des poisons sur le canal digestif : le premier consiste à les faire rejeter par haut ou par bas; le second a pour objet de les neutraliser de manière à ce qu'ils n'exercent plus aucune action délétère sur nos tissus.

Évacuans. Les médicamens que l'on emploie pour déterminer le vomissement, dans l'empoisonnement, sont de deux sortes : les uns sont vraiment émétiques; tels sont le tartre stibié, le sulfate de zinc, etc. : on en fait usage lorsque la substance vénéneuse introduite dans l'estomac n'est point irritante; les autres sont aqueux, mucilagineux, adoucissans, et ne font vomir qu'en distendant l'estomac et en le forçant à se contracter : on les emploie dans les empoisonnemens par les poisons irritans, âcres et corrosifs. On voit évidemment que, dans ces cas, il serait dangereux d'avoir recours à des vomitifs énergiques, qui augmenteraient l'irritation de l'estomac.

Contre-poisons ou antidotes. On donne ce nom à des substances susceptibles de décomposer les poisons liquides ou solides, ou de se combiner avec eux à une température égale ou inférieure à celle de l'homme, de telle manière que le nouveau produit formé n'exerce aucune action délétère sur l'économie animale. Ces substances doivent pouvoir être prises à grande dose sans danger; leur action doit être prompte et indépendante des sucs gastrique, muqueux, bilieux etc. que l'estomac peut contenir. Les principaux antidotes sont l'albumine (blanc d'œuf), le lait, l'infusion légère de noix de galle, la décoction de quinquina, les dissolutions très étendues de sulfate de soude ou de magnésie et d'hydrochlorate de soude, la magnésie et l'eau de savon. On voit par ce qui précède, combien nous sommes loin de désigner sous le nom de *contre-poisons*, ainsi que l'ont fait plusieurs praticiens, des médicamens incapables de décomposer les substances vénéneuses, ou de se combiner avec elles de manière à les neutraliser, et qui pourtant diminuent les effets auxquels elles ont donné lieu, calment les accidens de la maladie, et peuvent même la faire disparaître; tels sont, par exemple, les liquides adoucissans que l'on emploie avec succès dans le traitement de la phlegmasie, qui est le résultat de l'introduction d'un poison irritant dans l'estomac.

Deuxième époque. Si le médecin est appelé auprès du malade long-temps après l'introduction du poison dans le canal digestif, lorsque la substance vénéneuse a été entièrement expulsée avec la matière des vomissemens ou des selles, loin de chercher à faire usage des antidotes ou des vomitifs qui pourraient être nuisibles dans beaucoup de cas, il doit examiner attentivement l'état de l'individu, la nature des symptômes qui se sont développés, les organes qui ont été primitivement ou secondairement affectés, le genre de poison auquel on peut attribuer les accidens, et agir différemment suivant qu'il se présente telle ou telle autre indication à remplir. Nous nous garderons bien de donner à cet égard des préceptes généraux, le mode de traitement qu'il convient de suivre dans un cas, pouvant être funeste dans une autre circonstance.

Classification des poisons.

On peut ranger tous les poisons connus dans les quatre classes suivantes :

1° Poisons irritans, déterminant l'inflammation des parties qu'ils touchent.

2° Poisons narcotiques ou stupéfians;

3° Poisons narcotico-âcres;

4° Poisons septiques ou putréfians.

PREMIÈRE CLASSE.

Poisons irritans, déterminant l'inflammation des parties qu'ils touchent.

Cette classe renferme les *acides* et les *alcalis concentrés*, le *sublimé corro-*

sif et toutes les *préparations mercurielles*, l'*arsenic* et tous les composés *arsenicaux*, le *vert-de-gris* et les autres *sels de cuivre*, l'*émétique*, le *beurre d'antimoine* et les autres préparations *antimoniales*, les oxides et les sels d'*étain*, d'*or*, de *bismuth*, de *zinc*, la *pierre infernale* et le nitrate d'argent cristallisé, le *nitre*, le *sel ammoniac*, le *foie de soufre* (bains de Barèges artificiels), les *sels de baryte*, le *phosphore*, le *verre* en fragmens ou mal pilé, les *cantharides*, les *sels de plomb*, et toutes les *plantes* ou les *parties* des *plantes âcres*, telles que la *gomme gutte*, la *coloquinte*, le *garou*, les *euphorbes*, les *renoncules*, les *anémones*, la *chélidoine*, les *joubarbes*, les *aconits*, la *sabine*, etc.

1. Tous les poisons dont nous venons de parler enflamment les parties avec lesquelles ils ont été mis en contact, mais à des degrés différens. Il en est qui produisent une inflammation tellement intense, qu'ils peuvent être regardés comme des caustiques presqu'aussi puissans que le

fer rouge : on les a appelés *corrosifs*, *escarrotiques*; ils déterminent évidemment la mort par le même mécanisme que la brûlure ; tels sont les acides concentrés, la plupart des alcalis, la pierre infernale, le garou, etc. Il en est d'autres dont les effets caustiques sont moins intenses, et qui cependant tuent avec la plus grande rapidité, parce qu'ils sont absorbés, mêlés au sang, portés dans toutes les parties du corps, et qu'ils détruisent les propriétés vitales du cœur, des poumons, du cerveau ou du système nerveux, organes trop essentiels à la conservation de l'individu pour que la mort ne soit pas le résultat inévitable de leur altération profonde : l'arsenic, l'émétique, le sublimé corrosif, la baryte, l'aconit, etc., sont dans ce cas.

La différence d'action exercée par les poisons de cette classe nous conduit naturellement à admettre que les symptômes qu'ils développent ne sont pas toujours les mêmes, et par conséquent qu'il est utile d'établir un certain nombre de subdivisions lorsqu'on veut décrire exactement leurs effets, et surtout lorsqu'on cherche à les combattre.

Effets produits par les acides concentrés.

NOMS NOUVEAUX.	NOMS ANCIENS.
Acide sulfurique.	Huile de vitriol. Acide vitriolique. Acide du soufre. Esprit de soufre.
Acide sulfurique tenant de l'indigo en dissolution.	Bleu de composition employé en teinture.
Acide nitrique ou azotique.	Eau-forte. Eau-seconde des graveurs. Esprit de nitre. Acide nitreux blanc. Acide nitreux déphlogistiqué.
Acide muriatique, ou hydro-chlorique, ou hydro-muriatique.	Acide marin. Acide du sel marin. Esprit de sel fumant.
Acide nitro-hydro-chlorique.	Eau régale. Acide régalin. Acide nitro-muriatique.
Acide phosphorique. . . .	Acide de l'urine.
Acide hydro-phtorique ou fluorique.	Acide spathique.
Acide oxalique.	Acide de l'oseille ou du sucre. Acide oxalin ou saccharin.
Acide tartarique.	Acide tartareux. Acide du tartre.

NOMS NOUVEAUX.	NOMS ANCIENS.
cide acétique.	Vinaigre radical.
	Acide acéteux.
	Esprit de Vénus.
	Vinaigre de bois.
	Vinaigre.
	Acide pyro-ligneux.
Acide citrique.	Acide du citron.
Chlore.	Acide muriatique oxygéné.
	Acide marin déphlogistiqué.
	Eau de Javelles.

Symptômes.

2. Aussitôt après avoir avalé un acide concentré, on éprouve les effets suivans : saveur acide, brûlante, très-désagréable ; chaleur âcre au gosier et dans l'estomac ; douleur aiguë à la gorge, qui ne tarde pas à se propager jusqu'aux entrailles ; fétidité insupportable de l'haleine ; rapports fréquens ; envies de vomir, vomissemens abondans, d'une couleur variable, quelquefois mêlés de sang, produisant dans la bouche une sensation d'amertume, bouillonnant sur le carreau et rougissant la teinture de tournesol,

comme tous les acides; hoquet, constipation; mais le plus souvent selles copieuses plus ou moins sanguinolentes; coliques, ou plutôt douleurs tellement aiguës dans le bas-ventre, que le poids de la chemise devient insupportable au malade : ces douleurs s'étendent jusque dans la poitrine; difficulté de respirer, angoisses; pouls fréquent et régulier, soif ardente : les boissons augmentent les douleurs, et ne tardent pas à être vomies; frissons de temps à autre, et presque toujours la peau et surtout les membres inférieurs sont comme glacés; sueurs froides et gluantes; efforts répétés et infructueux pour uriner; impossibilité de garder la même position; mouvemens convulsifs des lèvres, de la face, des membres; un grand état de prostration; physionomie peu altérée d'abord; bientôt après le teint devient pâle ou plombé; les facultés intellectuelles conservent le plus souvent leur intégrité. Il n'est pas rare de voir l'intérieur de la bouche et les lèvres brûlés, épaissis et remplis de plaques blanches ou noires, qui, en se détachant, irritent le malade et provoquent une toux fatigante : alors la voix est altérée; il y a parfois une éruption douloureuse à la peau.

L'ensemble de ces symptômes ne se présente pas toujours chez le même individu. L'acide *nitrique* ou l'eau-forte produit en outre des taches jaunes sur les lèvres et sur les parties de la peau qu'il a touchées.

Contre-poisons.

3. Il résulte de nos expériences que le meilleur *contre-poison* des acides est la *magnésie* calcinée : il faudra donc, sans perdre un moment, gorger le malade d'eau dans laquelle on aura délayé une once de magnésie par litre; on donnera un verre de ce liquide toutes les deux minutes, afin de favoriser le vomissement et d'empêcher l'acide qui n'a pas encore agi d'exercer son action délétère. Cependant, comme la magnésie ne se trouve que chez les pharmaciens, en attendant que l'on cherche à se la pro-

curer, on administrera plusieurs verres d'eau, d'une décoction de graine de lin, ou de toute autre boisson adoucissante; car il faut être convaincu que le succès du traitement dépend de l'activité avec laquelle on fait prendre ces boissons : quelques instans de retard changent complétement le sort du malade. A défaut de magnésie, on administrera demi-once de *savon* dissous dans un litre d'eau; le blanc d'Espagne ou la craie, le corail pulvérisé, les yeux d'écrevisse, les perles préparées, ou la corne de cerf brûlée, délayés dans l'eau, à quelque dose que ce soit, pourront être extrêmement utiles dans le cas où l'on n'aurait ni magnésie ni savon. On fera également prendre des lavemens préparés avec les substances dont nous parlons.

La potasse et la soude sont trop irritantes pour pouvoir être employées comme la magnésie : la thériaque est tout-à-fait inutile.

Traitement.

4. Si, malgré l'emploi du contre-poison, le vomissement n'a pas lieu (ce qui n'est pas présumable), on se gardera d'administrer de l'émétique, de l'ipécacuanha, ou d'autres substances irritantes, ni de chatouiller le gosier, déjà enflammé par le poison, avec les doigts, la barbe d'une plume, etc. Certain d'avoir neutralisé tout le poison qui n'a pas agi, on s'occupera de guérir l'inflammation développée : pour cela, on appliquera sur le ventre des linges trempés dans une forte décoction de graine de lin, de racine de guimauve, ou de fleurs de mauve encore tiède; et si le malade ne peut pas endurer le poids de ces linges, on arrosera fréquemment le ventre avec ces liquides à l'aide d'une éponge; ou, ce qui vaut encore mieux, on placera l'individu dans un bain tiède. Si l'on n'obtient pas un soulagement marqué et prompt, on appliquera douze ou quinze sangsues sur l'endroit le plus douloureux du ventre,

et on pratiquera une saignée. Si, par l'effet des sangsues, la douleur disparaît pour se montrer ailleurs, on n'hésitera pas à entourer ce nouveau point d'irritation du même nombre de sangsues, et l'on ne s'effraiera pas si, par un nouveau déplacement de la douleur, il faut encore appliquer quinze ou vingt sangsues : le salut du malade dépend désormais de l'abondance avec laquelle on fait couler le sang : l'affaiblissement qui résulte de cette évacuation doit donc être considéré comme un léger inconvénient.

Ces moyens extérieurs et énergiques seront favorisés par l'usage de boissons douces, telles que l'eau de gomme, de graine de lin ou de guimauve édulcorées : on interdira toute espèce d'aliment, sans en excepter le bouillon.

5. Si le malade ne pouvait pas avaler, et que l'inflammation de la gorge donnât de l'inquiétude, on appliquerait sans délai douze ou quinze sangsues au cou.

6. Les crampes, les crispations et les mouvemens convulsifs se dissiperont avec l'inflammation dont ils étaient la

suite : cependant s'ils persistaient, on donnerait de quart-d'heure en quart-d'heure une cuillerée à bouche d'une potion préparée avec quatre onces de fleur d'oranger, de menthe, de mélisse, de tilleul, de lavande ou de thé, une once de sucre, trente gouttes de liqueur d'Hoffmann ou d'éther, et vingt gouttes de laudanum liquide de Sydenham. A défaut de cette potion, on ferait bouillir, pendant un quart-d'heure, trois ou quatre têtes de pavot dans deux verres d'eau; on ajouterait deux ou trois feuilles d'oranger et trois onces de sucre, et on donnerait la potion en trois doses, à demi-heure d'intervalle.

7. Après la cessation des accidens développés par ces acides, quand la fièvre est presque tombée, on peut permettre au malade de prendre de l'eau de veau et du bouillon de poulet; et lorsqu'on le juge près de la convalescence, on le met à l'usage du gruau d'orge et d'avoine, de la fécule de pomme de terre, de la crême de riz, des bouillons gras ou de l'eau panée; on évite avec soin les alimens

solides, le vin et les spiritueux, qui irriteraient de nouveau l'estomac et feraient reparaître l'inflammation. Que l'on se persuade bien que le vin, regardé par plusieurs personnes comme propre à remonter les forces en apparence épuisées, est, dans le cas dont nous parlons, un nouveau poison qui agit absolument comme celui dont on a combattu les effets.

Ce n'est que trois ou quatre jours après que le malade est entré en convalescence, qu'il faut lui donner des alimens solides, en petite quantité, et d'une digestion facile.

8. Supposons maintenant le cas extrêmement grave où le malade ne peut avaler aucun des médicamens prescrits, soit parce qu'il éprouve un resserrement convulsif des mâchoires ou une constriction à la gorge, soit par toute autre cause, alors on doit avoir recours au moyen proposé par Boerhaave, perfectionné par MM. Dupuytren et Renault, et qui consiste à introduire le médicament dans l'estomac à l'aide d'une sonde de gomme

élastique, armée d'une seringue. « La » sonde de gomme élastique, dit M. Renault, sera assez longue pour qu'une » de ses extrémités plonge jusque dans » la partie la plus déclive de l'estomac, » et d'un calibre assez grand pour livrer » passage à des matières molles comme » celles qui sont à demi-digérées; elle » aura deux orifices terminaux; enfin une » virole de métal embrassera son extré- » mité extérieure, qui sera reçue dans la » canule d'une seringue. Les choses ainsi » disposées, on introduit la sonde par la » bouche ou par les narines, on lui adapte » la seringue, et on injecte doucement » une certaine quantité de liquide pour » délayer, tenir en suspension ou dissou- » dre le poison; puis on retire le piston, » on fait le vide, et on aspire une certaine » quantité des matières contenues dans » l'estomac. Après que ces deux opéra- » tions ont été répétées plusieurs fois, ce » viscère est bien lavé, et tout le poison » est extrait sans secousse, presque sans » douleur et dans un temps très-court. » Toutes les fois que le poison n'aura pas

» franchi le pylore, et qu'il ne sera pas en » gros fragmens, la possibilité de l'ex» traire par ce procédé est évidente pour » tous ceux qui sont un peu physiciens. » Quand des épreuves sur l'homme en » auront démontré l'efficacité, son usage » pourra devenir très-étendu. En atten» dant que l'expérience ait prononcé, » voici quelques essais que j'ai tentés sur » les animaux vivans. J'ai injecté jusqu'à » 8 onces d'eau dans l'estomac de plu» sieurs petits chiens, et je suis toujours » parvenu à la pomper en entier par le » procédé que je viens de décrire. La chose » ne pouvait manquer d'arriver ainsi, » quand on se rappelle avec quel succès » des moyens analogues ont été mis en » usage pour vider la vessie remplie de » sang coagulé. ».

9. Appliqués à l'extérieur, les acides concentrés ne sont pas absorbés et se bornent à déterminer une brûlure, que l'on guérit par les moyens ordinaires. (Voyez *Brûlure*, à la fin de l'ouvrage).

Moyens de distinguer les acides.

Les acides ont la faculté de rougir fortement la teinture bleue de tournesol, L'acide *sulfurique* n'a point d'odeur; chauffé avec du charbon ou avec du mercure, il se décompose en partie, cède une portion de son oxigène à ces corps et il se dégage du gaz acide sulfureux ayant l'odeur du soufre qui brûle. En outre, l'acide sulfurique versé dans l'eau de baryte ou dans une dissolution d'un sel barytique y détermine sur-le-champ un précipité blanc de sulfate de baryte insoluble dans l'eau et dans l'acide nitrique. L'acide *sulfureux* est doué d'une odeur piquante qui le caractérise et qui est entièrement semblable à celle que répand le soufre qui brûle.

L'acide *nitrique concentré* est blanc lorsqu'il est pur; celui du commerce est souvent jaunâtre; mis sur du cuivre métallique, il se décompose en partie, bouillonne, et répand des vapeurs d'acide nitreux d'un jaune orangé et d'une odeur fétide. Combiné avec la potasse il produit un sel neutre, qui, étant évaporé jusqu'à siccité et mis sur les charbons ardens, anime leur combustion et produit une inflammation si rapide, qu'il y a un dégagement considérable de lumière et de calorique, et une dilatation qui occasionne plus ou moins de bruit et un mouvement de projection. En outre, le sel neutre dont nous parlons, mêlé avec l'acide sulfurique concentré, est décomposé sur-le-champ, à la température ordinaire, et il se dégage de l'acide nitrique sous forme de vapeurs blanches peu épaisses.

L'acide *hydro-chlorique* (muriatique) concentré, répand des vapeurs blanches lorsqu'il est exposé à l'air; il fournit avec le nitrate d'argent un précipité blanc, caillebotté, lourd, qui ne se dissout ni dans l'eau ni dans l'acide nitrique, mais qui est soluble dans l'ammoniaque. Chauffé avec le péroxyde de manganèse (oxyde noir de manganèse) l'acide hydrochlorique est décomposé; il se dégage du chlore gazeux facile à reconnaître à son odeur et à sa couleur jaune-verdâtre.

L'eau régale préparée avec parties égales d'acide nitrique et d'acide hydrochlorique concentrés offre une couleur jaunâtre; elle précipite le nitrate d'argent en blanc ; le précipité formé de chlore et d'argent est caillebotté, insoluble dans l'eau et dans l'acide nitrique. Mise en contact avec du cuivre métallique, l'eau régale est décomposée avec effervescence; le gaz nitreux qui, d'abord reste dissous dans la liqueur, se dégage ensuite et répand des vapeurs d'un jaune-orangé.

L'acide *phosphorique*, chauffé avec du charbon dans un creuset donne du phosphore qui s'enflamme, tandis que le même phénomène n'a pas lieu si on chauffe cet acide seul. La dissolution aqueuse d'acide phosphorique, précipite les eaux de baryte, de strontiane et de chaux en blanc. Le phosphate déposé se dissout aisément dans un excès d'acide.

L'acide *fluorique* (hydrophtorique) corrode sur-le-champ le verre : mis en contact avec l'air, il donne naissance à des vapeurs blanches très-épaisses. Lorsqu'on en verse une ou deux gouttes dans l'eau, il se produit un bruit analogue à celui que ferait naître un fer rouge plongé dans le même liquide.

L'acide *oxalique* se présente le plus souvent sous la forme de petits cristaux blancs aiguillés et lamelleux; chauffé dans une fiole, il se volatilise presqu'en entier; une petite portion se décompose et laisse très-peu de charbon. La dissolution aqueuse de cet acide précipite l'eau de chaux en blanc; le précipité, insoluble dans un excès d'acide oxalique, se dissout rapidement dans l'acide nitrique. Les dissolutions moyennement concentrées de potasse de soude et d'ammoniaque, forment avec l'acide oxalique dissous, des sels solubles s'ils sont neutres, tandis qu'ils sont beaucoup moins solubles s'ils sont avec excès d'acide.

L'acide *tartarique*, que l'on trouve le plus souvent cristallisé dans le commerce, est entièrement décomposé par le feu et laisse beaucoup de charbon dans la fiole dans laquelle il a été chauffé. Il précipite l'eau de chaux en blanc, mais le précipité se redissout facilement dans un excès d'acide tartarique. Il agit sur la potasse, la soude et l'ammoniaque comme l'acide oxalique.

L'acide *citrique* est décomposé par le feu et laisse du charbon ; la dissolution ne précipite l'eau de chaux qu'autant qu'on fait bouillir le mélange. Elle ne présente pas avec la potasse, la soude et l'ammoniaque les mêmes caractères que celle des acides oxalique et tartarique.

L'acide *acétique* a l'odeur du vinaigre.

Le *chlore* est jaune-verdâtre; il est doué d'une odeur désagréable ; il dissout l'or en lames, et jaunit la couleur bleue du tournesol.

Effets produits par les alcalis concentrés

NOMS NOUVEAUX.	NOMS ANCIENS.
Potasse à l'alcohol et potasse à la chaux.	Potasse caustique. Alcali végétal caustique. Pierre à cautère.
Potasse silicée.	Liqueur de cailloux.
Sous-carbonate de potasse.	Sel de tartre. Huile de tartre par défaillance.
Soude.	Soude caustique.

NOMS NOUVEAUX.	NOMS ANCIENS.
Sous-carbonate de soude.	Lessive des savonniers.
	Alcali marin.
	Alcali minéral caustique.
Ammoniaque liquide. . .	Alcali volatil.
	Alcali volatil fluor.
Chaux.	Chaux vive.
	Lait de chaux.

Symptômes.

11. Les effets des alcalis concentrés dont nous parlons sont à peu près les mêmes que ceux qui ont été décrits § 2 en parlant des acides: il faut seulement noter que la saveur de ces poisons est âcre, caustique et urineuse, et que la matière des vomissemens, loin d'être acide et de bouillonner sur le carreau, est alcaline et verdit le sirop de violette. *L'alcali volatil concentré* agit avec plus d'énergie que les autres, et tarde beaucoup moins à déterminer des convulsions horribles; l'expérience prouve qu'il est même très-dangereux de le faire respirer pendant long-temps aux personnes évanouies que l'on cherche à ranimer : en

effet; s'il est très-concentré, il se vaporise; la vapeur enflamme la gorge et les poumons, et occasionne la mort, comme on l'a observé dernièrement : il faut donc, dans des circonstances pareilles, se borner à passer légèrement sous le nez le flacon dans lequel l'alcali est renfermé.

Contre-poisons des alcalis concentrés.

12. Nous avons fait voir, par des expériences directes, que le vinaigre et le jus de citron sont les meilleurs contre-poisons des alcalis compris dans cet article. Il faudra donc se hâter d'administrer, dans un empoisonnement de ce genre, plusieurs verres d'eau acidulée, préparée en mettant deux cuillerées à bouche de vinaigre ou le jus d'un citron dans un verre d'eau; et, si l'on ne peut pas se procurer de suite ces substances, on gorgera le malade d'eau afin de le faire vomir : on se gardera bien de donner l'émétique, de l'ipécacuanha ou d'autres substances irritantes. Si les accidens ne

se dissipent pas, on aura recours aux boissons adoucissantes, aux fomentations émollientes, aux sangsues, etc. : on se conduira, en un mot, comme nous l'avons dit § 4 et suivans.

Moyens de distinguer les alcalis.

13. Les alcalis, dissous dans l'eau, verdissent le sirop de violette. *L'alcali volatil* a une odeur très-forte qui le fera reconnaître sur-le-champ. L'eau de *chaux* précipite en blanc par l'acide carbonique ou les carbonates, et n'est point troublée par l'acide sulfurique. La *potasse* et la *soude* ne sont troublées ni par l'un ni par l'autre de ces acides : la *potasse* précipite en jaune-serin par le muriate de platine; la *soude*, au contraire, reste transparente quand on la mêle avec ce muriate.

Effets produits par le sublimé corrosif et les autres préparations mercurielles, l'arsenic et les composés arsenicaux, le vert-de-gris et les autres sels de cuivre, l'émétique, le beurre d'antimoine et les autres préparations antimoniales, les sels d'étain, d'or, de bismuth, de zinc et d'argent.

14. Avant de parler de chacun de ces poisons en particulier, nous croyons devoir faire connaître leurs effets d'une manière générale, ces effets étant à peu de chose près les mêmes.

La saveur de ces poisons est âcre, métallique, plus ou moins analogue à celle de l'encre, moins brûlante que celle des acides et des alcalis concentrés; le malade se plaint quelquefois d'un resserrement à la gorge; les douleurs ne tardent pas à se manifester dans l'arrière-bouche, l'estomac, les entrailles; elles deviennent bientôt après insupportables; les envies de vomir et les vomissemens se déclarent et se succèdent avec plus ou moins de rapidité. La matière rendue, d'une couleur variée, souvent mêlée de sang, ne bouillonne pas sur le carreau; elle ne verdit jamais le sirop de violette, et lorsqu'elle rougit la teinture bleue de tournesol, ce n'est qu'à un degré très-faible; il y a constipation ou diarrhée; quelquefois celle-ci est sanguinolente. A tous ces symptômes alarmans se joignent des rapports fréquens et souvent fétides, le hoquet, la difficulté de respirer, et presque la suffocation; le pouls devient accéléré, petit, serré; on dirait, dans certains cas, qu'il vibre sous les doigts comme une corde à boyau; il n'est pas rare de le voir inégal, intermittent, c'est-à-dire qu'il n'y a pas le même intervalle eutre chaque battement. Une soif inextinguible, la difficulté d'uriner, les crampes, le froid glacial des extrémités, des convulsions horribles ou la prostration générale des forces, la décomposition des traits de la face, et le délire, tels sont les symptômes que l'on voit survenir, et qui annoncent une mort prochaine si l'on ne se hâte de porter des secours énergiques. Dans certaines circonstances, le malade conserve toutes ses facultés intellectuelles jusqu'au moment de la mort.

Préparations mercurielles.

NOMS NOUVEAUX.	NOMS ANCIENS.
Deuto-chlorure de mercure.	Sublimé corrosif.
	Muriate sur-oxygéné de mercure.
	Muriate de mercure au maximum.
	Oxi-muriate de mercure.
Deutoxide de mercure rouge.	Oxide rouge de mercure.
	Précipité *per se*.
	Précipité rouge.
	Arcane corallin.
Sulfure de mercure noir.	Éthiops minéral.
Sulfure de mercure rouge.	Cinnabre.
	Vermillon.
Sous-deuto-sulfate de mercure.	Turbith minéral.
	Sulfate de mercure jaune.
Nitrate de mercure. . . .	Nitre mercuriel.
Sous-deuto-nitrate de mercure.	Eau mercurielle.
	Dissolution mercurielle.
	Turbith nitreux.
Onguent mercuriel. . . .	Onguent gris.
	Onguent napolitain.

Effets des préparations mercurielles.

(Voyez § 14.)

Considérations sur l'emploi des préparations mercurielles.

15. La plupart des préparations de mercure deviennent des remèdes héroïques entre les mains d'un médecin habile; mais comme les charlatans abusent souvent de la crédulité populaire et les administrent sans aucune précaution, il importe de signaler les dangers auxquels les malades sont exposés.

Il est rare qu'à la dose d'un grain le *sublimé corrosif* en boisson ne donne lieu à des accidens fâcheux, et à plus forte raison si la quantité prescrite est double ou triple. Mis sur des plaies, des cancers, des loupes, etc., dans le dessein d'en opérer la guérison, il agit comme un poison violent et détermine la *mort* au bout de dix, quinze, vingt, trente heures, comme nous l'avons fait voir;

d'où il suit qu'il ne doit jamais être employé à l'extérieur dans ces sortes de maladies.

L'onguent gris, et surtout l'*onguent napolitain*, dont on frotte souvent la tête ou quelques autres parties du corps pour tuer les poux, ne sont pas toujours exempts de danger : l'expérience prouve que, dans certains cas, lorsque la quantité d'onguent employé est trop considérable, le frottement trop prolongé et la peau très-délicate, on détermine plusieurs des symptômes de l'empoisonnement.

Contre-poisons des préparations mercurielles.

16. Nous avons prouvé, par des expériences incontestables, que le *blanc d'œuf délayé dans l'eau froide* est le meilleur contre-poison du sublimé corrosif et de tous les composés mercuriels. A défaut de blanc d'œuf, le *lait* peut être employé avec grand succès. Les *alcalis salins et terreux*, les *foies* ou *hépars*

de soufre, l'*hydrogène sulfuré*, les *hydro-sulfates*, l'*eau de quinquina*, le *charbon* et l'*eau de charbon*, conseillés par plusieurs auteurs, sont toujours inutiles et souvent dangereux; d'où il suit qu'ils doivent être bannis du traitement dont nous allons nous occuper.

Traitement.

17. Lorsqu'un individu sera empoisonné par une préparation mercurielle, introduite dans l'estomac, ou *appliquée à l'extérieur*, on délaiera provisoirement douze ou quinze blancs d'œuf (on pourra même sans inconvénient se servir également du jaune) dans deux pintes d'eau froide, et on lui donnera un verre de cette boisson toutes les deux minutes afin de favoriser le vomissement. Si l'on n'a pas à sa disposition le nombre d'œufs indiqué, loin de renoncer à cette boisson salutaire, on la préparera avec ceux que l'on aura; en attendant, on cherchera à s'en procurer d'autres. Dans le cas où l'on ne pourrait pas en avoir, on donne-

rait du lait en abondance; enfin l'eau de gomme, de graine de lin, de fleurs de mauve, de racine de guimauve, l'eau sucrée, et même l'eau simple seraient administrées sans délai si on manquait d'œufs ou de lait.

Si, après avoir fait prendre la quantité d'œufs prescrite, le vomissement et les autres accidens ne sont pas sensiblement calmés, on donnera le même nombre d'œufs que l'on aura délayés d'avance, pour pouvoir agir avec plus de promptitude.

Ces premiers secours une fois administrés, on soignera le malade comme nous l'avons dit en parlant des acides, § 4 et suivans, excepté que l'on devra favoriser le vomissement en introduisant les doigts dans la bouche ou en chatouillant le gosier avec les barbes d'une plume.

Moyens de distinguer les préparations mercurielles.

18. Toutes les préparations mercurielles, chauffées jusqu'au rouge dans un

tube de verre avec de la potasse, se décomposent et donnent du mercure (argent vif) qui se volatilise.

Le *sublimé corrosif* est blanc, se dissout dans l'eau, et précipite en jaune-serin par la potasse, en blanc par l'ammoniaque, en noir par l'acide hydro-sulfurique (hydrogène sulfuré), et par les hydro-sulfates (hydro-sulfures), en blanc, qui passe au jaune puis au bleu, par le prussiate de potasse et de fer, et en blanc par le nitrate d'argent.

Le *proto-nitrate de mercure* dissous dans l'eau précipite en blanc par l'acide hydro-chlorique et par les hydro-chlorates, en noir par l'ammoniaque, la potasse, la soude ou l'eau de chaux, en noir par l'acide hydro-sulfurique ou par les hydro-sulfates, et en jaune-orangé par l'acide chromique et par les chromates.

Le turbith minéral (sous-deuto-sulfate de mercure) est jaune, il est presque insoluble dans l'eau; frotté sur une lame de cuivre décapé, il la rend blanche, brillante, argentine; il noircit sur-le-champ lorsqu'il est mis en contact avec l'hydro - sulfate d'ammoniaque : traité par la potasse à l'alcohol, il fournit du deutoxide de mercure jaune et du sulfate de potasse.

Le *deutoxide de mercure* est rouge, se dissout dans l'acide hydro-chlorique (muriatique) et se transforme en sublimé corrosif. Le *cinnabre* est rouge, insoluble dans l'eau et dans l'acide hydro - chlorique. L'*onguent mercuriel*, bouilli avec de l'eau, se décompose; la graisse fond, et l'argent vif se dépose.

Préparations arsenicales.

NOMS NOUVEAUX.	NOMS ANCIENS.
Acide arsénieux ou deutoxide blanc d'arsenic.	Arsenic blanc. Chaux d'arsenic.
Acide arsénique.	Acide arsenical.
Arséniate acide de potasse.	Sel neutre arsenical de Macquer.
Arséniate de soude. . . .	Sel arsenical de soude.
Arséniate d'ammoniaque.	Ammoniaque arsenicale.
Arsénite de soude.	Sel arsenical de soude.
Sulfure d'arsenic jaune. .	Orpiment natif ou artificiel.
Sulfure d'arsenic rouge. .	Réalgar natif et artificiel.

NOMS NOUVEAUX.	NOMS ANCIENS.
Oxide noir d'arsenic ou protoxide d'arsenic.	Poudre aux mouches.
Pâte arsenicale.	Pâte de Rousselot.
	Pâte du frère Cosme.

Effets des préparations arsenicales.

(Voyez § 14.)

Considérations sur l'emploi des préparations arsenicales.

19. Depuis long-temps la pâte de Rousselot est employée à l'extérieur par les chirurgiens les plus célèbres pour détruire quelques cancers; cependant l'expérience prouve que l'arsenic blanc, qui en fait partie, peut donner lieu à tous les symptômes de l'empoisonnement, et déterminer la mort dans l'espace de vingt-quatre à quarante-huit heures : il faut donc prendre les plus grandes précautions lorsqu'on fait usage d'un pareil médicament. Quel inconvénient y aurait-il à le préparer sans arsenic? Nous croyons qu'il aurait presque

les mêmes avantages, sans exposer aux mêmes dangers. Les autres préparations *arsenicales* sont beaucoup plus vénéneuses que cette pâte lorsqu'on les met sur des plaies.

Avalés, même à des doses infiniment petites, les composés arsenicaux sont des poisons énergiques qui ne tuent pas, comme on le croit vulgairement, parce qu'ils brûlent l'estomac et les intestins, mais parce qu'ils sont absorbés et qu'ils détruisent les propriétés vitales du cœur : assez souvent même ils enflamment et ulcèrent cet organe. Ces faits étant posés, pourra-t-on se flatter de retirer quelqu'avantage de l'arsenic pour combattre des fièvres tierces, quartes, etc., comme le pensent les médecins qui ont osé l'administrer à plusieurs reprises? Nous croyons qu'il est dangereux de s'obstiner à traiter les maladies de ce genre par le poison dont il s'agit lorsqu'elles ne guérissent pas à la troisième ou quatrième prise du médicament, *employé à très-petite dose et avec les plus grandes précautions* : en effet, non-seulement on peut donner lieu à des accidens graves peu de temps après l'administration du remède; mais encore on dispose le malade à avoir par la suite une maladie de cœur, comme cela paraît déjà avoir été observé.

Traitement de l'empoisonnement par les préparations arsenicales.

20. La meilleure manière de traiter l'empoisonnement par une préparation arsenicale introduite dans l'estomac ou appliquée à l'extérieur, consiste à faire boire plusieurs verres d'*eau sucrée*, d'*eau tiède* ou froide, de décoction de racine de guimauve ou de graine de lin : par ce moyen, l'estomac se trouve rempli, le vomissement a lieu, et nécessairement le poison est rejeté. On peut aussi faire boire quelques verres d'un mélange de parties égales d'eau de chaux (1) et

---

(1) On prépare l'eau de chaux en faisant chauffer, pendant cinq ou six minutes, un quart d'once de chaux vive éteinte par l'eau dans deux litres d'eau : on passe la liqueur à travers un linge.

d'eau sucrée. La *thériaque*, l'*huile*, la *noix de galle*, le *quinquina*, les *écorces de pin*, *de grenade*, le *foie de soufre* et le *vinaigre*, conseillés par quelques médecins, ne doivent pas être employés, parce qu'ils sont inutiles et souvent dangereux.

Lorsqu'on est parvenu à calmer les principaux accidens, on soigne le malade comme il a été dit § 7; si, au contraire, malgré les secours dont nous parlons, la maladie persiste ou fait des progrès, que les douleurs du ventre soient très-fortes, et que l'individu ait des mouvemens convulsifs, on ordonne les sangsues, la saignée, etc.; en un mot, on se conduit comme nous l'avons dit à l'article *Acides*. *Voyez* § 4 et suivans.

Moyens de distinguer les préparations arsenicales.

21. L'*arsenic blanc* (deutoxide d'arsenic) est sous la forme d'une poudre blanche comme le sucre; mais il en diffère parce qu'il est beaucoup plus lourd;

parce qu'il se volatilise et répand une odeur d'ail lorsqu'on le met sur le feu; parce qu'il ne fond pas dans l'eau froide; enfin parce qu'il devient d'un très-beau vert lorsqu'on le met dans du sulfate de cuivre ammoniacal bleu. Sa dissolution aqueuse précipite en blanc par l'eau de chaux; en jaune par l'acide hydro-sulfurique (hydrogène sulfuré), ou par un hydro-sulfate avec addition de quelques gouttes d'acide nitrique; en vert par le sulfate de cuivre ammoniacal.

L'acide *arsénique* est blanc, répand l'odeur d'ail lorsqu'on le met sur les charbons allumés, se fond très-facilement dans l'eau, et passe au bleu-clair quand on le mêle avec du sulfate de cuivre ammoniacal. Sa dissolution rougit fortement l'eau de tournesol; elle précipite en blanc les eaux de baryte et de chaux; en rouge-brique le nitrate d'argent, et en blanc-bleuâtre l'acétate de cuivre. L'*orpiment* est jaune : chauffé jusqu'au rouge avec de la potasse, il répand des vapeurs d'arsenic qui sentent l'ail. Le *réalgar* se comporte de la même manière avec la potasse, mais il est rouge. La *poudre aux mouches* est noirâtre, donne des vapeurs qui ont l'odeur d'ail lorsqu'on la met sur les charbons ardens, et devient verte quand on la laisse plusieurs heures dans du sulfate de cuivre ammoniacal.

Préparations cuivreuses.

NOMS NOUVEAUX.	NOMS ANCIENS.
Sous-acétate de cuivre. .	Vert-de-gris.
	Vert-de-gris artificiel.
	Verdet.
	Oxide de cuivre.
Sous-carbonate de cuivre.	Vert-de-gris naturel.
Acétate de cuivre cristallisé.	Verdet cristallisé.
	Cristaux de Vénus.
Sulfate de cuivre.	Couperose bleue.
	Bleu de Chypre.
	Vitriol bleu.
	Bleu de Vénus.
	Bleu de cuivre.
Hydro-chlorate de cuivre.	Sel marin cuivreux.
	Muriate de cuivre.
Nitrate de cuivre.	Nitre de cuivre.
Oxide de cuivre.	Chaux de cuivre.
	Rouille de cuivre.
Oxide de cuivre ammoniacal.	Eau céleste.
Hydro-chlorate de cuivre et d'ammoniaque.	Fleurs ammoniacales cuivreuses.

Effets des préparations cuivreuses.

(Voyez § 14.)

Considérations sur l'emploi des préparations cuivreuses.

22. Toutes les préparations de cuivre indiquées dans ce tableau, sont vénéneuses lorsqu'on les introduit dans l'estomac, même à petite dose : elles peuvent, au contraire, être mises sur les plaies sans qu'il en résulte d'autre inconvénient qu'une inflammation locale. Le vert-de-gris naturel (sous-carbonate de cuivre) que l'on observe sur les pièces de monnaie, dans les fontaines et sur les robinets de cuivre, peut être mis dans l'eau sans lui communiquer aucune propriété malfaisante, parce qu'il ne s'y dissout pas ; mais si, en buvant le liquide qui a séjourné sur le vert-de-gris naturel, on avale une partie de ce vert-de-gris, alors on est en proie à tous les symptômes de l'empoisonnement : il est donc prudent de ne jamais boire les liquides que l'on a

conservés dans des vases recouverts de la poudre verte dont nous parlons.

Le *vert-de-gris artificiel* (sous-acétate de cuivre) est facilement dissous par l'eau; il est toujours vénéneux, soit qu'on l'avale en poudre, soit qu'on boive l'eau avec laquelle il a été mis en contact. On ne saurait prendre trop de précautions pour éviter la formation de ce poison dans les ustensiles de cuisine. Que l'on se persuade que les casserolles parfaitement étamées n'offrent aucun danger, quel que soit le mets que l'on y prépare; mais que l'on soit également convaincu que lorsqu'elles sont mal étamées, le vin, le vinaigre, le suc d'oseille, l'huile, les corps gras et plusieurs autres substances, déterminent la formation du vert-de-gris, qui se mêle avec les alimens et donne lieu aux accidens les plus funestes. La quantité de vert-de-gris produite est surtout très-considérable quand on a l'imprudence de laisser refroidir dans des vases de cuivre les substances dont nous parlons; il est donc urgent, lorsqu'on a été obligé d'employer des ustensiles mal étamés, de transvaser les alimens encore bouillans. Il arrive aussi quelquefois que l'on est empoisonné après avoir mangé de la salade assaisonnée avec le vinaigre contenu dans des petits tonneaux de cuivre : c'est parce que ce vinaigre contient du vert-de-gris; enfin des médecines faites et laissées pendant quelque temps dans des vases de cuivre, ont souvent produit l'empoisonnement, par la même raison.

Contre-poisons du vert-de-gris et des autres sels de cuivre.

23. Il résulte de nos expériences que le *blanc d'œuf* est le meilleur contre-poison du vert-de-gris et des autres sels de cuivre. Le *sucre*, qui avait été regardé comme tel par plusieurs personnes, peut être utile dans l'empoisonnement par les préparations cuivreuses, mais il n'est pas leur contre-poison. Le *foie de soufre*, les *alcalis*, la *noix de galle*, le *quinquina*, le *charbon*, etc., considérés aussi comme contre-poisons, sont

inutiles, souvent dangereux, et doivent par conséquent être bannis.

Traitement de l'empoisonnement par le vert-de-gris et les autres sels cuivreux.

24. Une personne empoisonnée par le vert-de-gris ou par un autre sel de cuivre, doit être soignée comme il a été dit en parlant du sublimé corrosif. *Voy.* § 17.

Moyens de distinguer les préparations cuivreuses.

25. Les sels de cuivre dissous dans l'eau ont, en général, une couleur bleue ou verte à moins que leurs dissolutions ne soient très-étendues, car alors ils peuvent être incolores. Ils précipitent en bleu par la potasse, la soude et l'eau de chaux; en noir par l'acide hydrosulfurique et par les hydrosulfates (hydrogène sulfuré et hydrosulfures); en vert par l'arsenite de potasse; en blanc-bleuâtre par l'arseniate de potasse; en rouge-brun par le prussiate de potasse et de fer : ce

réactif est le plus sensible pour découvrir des atômes d'un sel cuivreux. L'ammoniaque forme avec les sels dont nous parlons un composé soluble d'un très-beau bleu. Le fer métallique et le phosphore ne tardent pas à en séparer du cuivre métallique.

Le *vert-de-gris artificiel* ne se dissout pas en entier dans l'eau froide; bouilli avec l'eau, il donne une liqueur bleue et une poudre d'un brun-noirâtre. Chauffé jusqu'au rouge dans un creuset, il se décompose et laisse du cuivre métallique. Traité par l'acide sulfurique concentré, il laisse dégager des vapeurs d'acide acétique ayant l'odeur de vinaigre.

Le *vert-de-gris naturel* (sous carbonate de cuivre) est vert, insoluble dans l'eau et soluble avec effervescence dans l'acide sulfurique affaibli, avec lequel il forme du sulfate de cuivre.

Préparations antimoniales.

NOMS NOUVEAUX.	NOMS ANCIENS.
Tartrate de potasse antimonié.	Tartre stibié. Tartre émétique. Tartre antimonié. Émétique.
Chlorure d'antimoine. . .	Beurre d'antimoine. Muriate d'antimoine.
Sous-hydro-sulfate d'antimoine.	Kermès minéral. Poudre des chartreux. Oxide d'antimoine hydrosulfuré brun.
Sous-hydro-sulfate sulfuré d'antimoine.	Soufre doré d'antimoine. Oxide d'antimoine hydrosulfuré orangé.
Hydro - chlorate d'antimoine.	Muriate d'antimoine.
Sous-hydro-chlorate d'antimoine.	Poudre d'Algaroth. Mercure de vie. Mercure de mort. Sous-muriate d'antimoine.
Deutoxide d'antimoine par le feu.	Fleurs d'antimoine. Fleurs argentines de régule d'antimoine.
Oxide d'antimoine blanc sublimé.	Neige d'antimoine.
Deutoxide d'antimoine par le nitre.	Antimoine diaphorétique lavé. Matière perlée de Kerkringius. Céruse d'antimoine.

NOMS NOUVEAUX.	NOMS ANCIENS.
Deutoxide d'antimoine uni à la potasse.	Antimoine diaphorétique non lavé.
Deutoxide d'antimoine par l'eau régale.	Bézoard minéral.
Oxide d'antimoine plus ou moins sulfuré et mêlé de silice.	Foie d'antimoine. *Crocus metallorum.* Safran des métaux. Rubine d'antimoine. Verre d'antimoine.
Vin antimonié.	

Effets des préparations antimoniales.

L'émétique, le kermès, le beurre d'antimoine, etc., employés tous les jours avec le plus grand succès par les médecins, peuvent être dangereux, même à petite dose, s'ils ne sont pas vomis. Les accidens auxquels ils donnent lieu ont déjà été exposés d'une manière générale, § 14 : cependant on remarque qu'ils déterminent plus particulièrement des vomissemens abondans et opiniâtres, des selles très-copieuses, une grande difficulté de respirer, et souvent un tel resserrement de la gorge que le malade ne peut rien avaler; enfin des crampes très-douloureuses, une sorte d'ivresse et un abattement plus ou moins considérable.

Considérations sur l'emploi des préparations antimoniales.

26. Les préparations antimoniales sont souvent administrées inconsidérément, parce qu'on ne les regarde pas comme dangereuses : l'expérience prouve pourtant que l'émétique peut occasionner la mort à la dose de quelques grains, lorsqu'il n'est pas vomi : on a même vu un abattement extrême et une grande faiblesse succéder à la prise d'un grain de ce poison qui n'avait déterminé aucune évacuation. Quelquefois, au contraire, il excite des vomissemens tellement abondans et douloureux, que l'on est obligé de les arrêter : c'est ce que l'on observe principalement chez les enfans. Il suit de là qu'il est très-imprudent de prendre ce médicament sans l'avis du médecin.

Mêlé à de la graisse ou à d'autres substances, l'émétique peut occasionner l'empoisonnement et la mort lorsqu'on l'emploie à l'extérieur comme irritant.

Le beurre d'antimoine, dont on se sert avec succès contre la morsure des animaux enragés, ne doit jamais être introduit dans l'estomac, car il donnerait lieu à une vive inflammation qui ne tarderait pas à occasionner la mort.

Traitement de l'empoisonnement par l'émétique et par les autres préparations antimoniales.

28. Supposons que le malade empoisonné par une préparation antimoniale ait des vomissemens abondans' des douleurs et des crampes d'estomac, il faut favoriser le vomissement en administrant plusieurs verres d'eau sucrée ou d'eau simple, pendant qu'on est occupé à fondre le sucre. Si malgré l'emploi de ces moyens, le vomissement et les douleurs persistent ou augmentent, on donne un grain d'extrait d'opium dissous dans un verre d'eau sucrée, et on réitère trois fois

le médicament, à un quart-d'heure d'intervalle, si les accidens ne sont pas calmés. A défaut d'extrait d'opium, on ferait prendre une once de sirop diacode dissous dans un verre d'eau; enfin, si on ne pouvait pas se procurer ce sirop, on ordonnerait la décoction de pavot dont nous avons indiqué la préparation § 6.

Dans le cas où les accidens persisteraient ou augmenteraient, il faudrait appliquer douze ou quinze sangsues sur la région de l'estomac : la même application devrait être faite sur la région du col si le resserrement de la gorge empêchait le malade d'avaler.

Supposons que l'individu qui a pris une préparation antimoniale n'ait pas vomi et présente des symptômes d'empoisonnement, on doit administrer plusieurs verres d'eau sucrée. Si le vomissement n'a pas lieu, on fait bouillir dans deux litres d'eau, pendant dix minutes, quatre ou cinq noix de galle concassées, ou 2 onces de quinquina en poudre grossière : à défaut de ces substances, on emploie l'écorce de chêne ou de saule :

on administre plusieurs verres de cette boisson.

L'expérience nous a prouvé que la noix de galle doit être préférée aux autres substances énumérées. On doit bien se garder de faire prendre au malade de l'ipécacuanha, du vitriol blanc ou bleu (sulfate de zinc ou de cuivre), dans le dessein d'exciter le vomissement : ces médicamens aggraveraient la maladie en augmentant l'irritation.

Si, malgré l'emploi des moyens indiqués, le mal fait des progrès, on a recours aux sangsues, et on se comporte comme il a été dit § 4.

Moyens propres à faire connaître les préparations antimoniales.

Toutes les préparations antimoniales, chauffées jusqu'au rouge, dans un creuset; avec de la potasse et du charbon, donnent de l'antimoine métallique facile à reconnaître, 1° à sa couleur blanche-bleuâtre; 2° à la propriété qu'il a, lorsqu'on le chauffe avec de l'acide nitrique, de donner une poudre blanche qui se dissout dans l'acide hydro-chlorique : cette dissolution précipite en orangé par l'acide hydro-sulfurique, et en blanc par l'eau.

L'émétique est blanc : mis sur les charbons ardens, il noircit et laisse de l'antimoine métallique. Il se dissout dans l'eau : la dissolution n'est point troublée par l'eau distillée; elle précipite en orangé par l'acide hydro-sulfurique, en blanc-grisâtre par la noix de galle, en blanc par les acides sulfurique, nitrique et hydro-chlorique.

Le kermès a un aspect velouté; il est d'un rouge-brun, et passe au blanc-jaunâtre lorsqu'on le chauffe avec de la potasse dissoute dans l'eau. Le soufre doré a une couleur orangée; il se comporte avec la potasse comme le kermès.

Le beurre d'antimoine est blanc et fond comme de la graisse; il trouble l'eau avec laquelle on le mêle, et donne un précipité blanc.

Les autres sels d'antimoine dissous précipitent en blanc par l'eau, et en orangé ou en rouge par l'acide hydro-sulfurique et par les hydro-sulfates.

Les oxides d'antimoine se dissolvent dans l'acide hydro-chlorique (muriatique), et donnent un sel d'antimoine que l'on reconnaîtra comme nous venons de le dire.

De l'émétine.

L'émétine, substance découverte par MM. Pelletier et Magendie dans l'ipécacuanha, produit sur l'économie animale des effets analogues à ceux que détermine l'émétique. Elle est sous forme d'écailles transparentes d'une couleur brune-rougeâtre, presque inodores et d'une saveur amère. Elle se décompose et noircit comme toutes les matières végétales qui ne contiennent point d'azote lorsqu'on la met sur les charbons ardens. Elle est très-soluble dans l'eau; l'acide gallique et surtout la teinture de noix de galle précipitent cette dissolution en blanc sale. (*Traitement.* Voy. § 28.)

Préparations d'étain, de bismuth, d'or et de zinc.

NOMS NOUVEAUX.	NOMS ANCIENS.
Hydro-chlorate d'étain. .	Muriate d'étain.
	Chlorure d'étain.
	Beurre d'étain.
	Liqueur fumante de Libavius.
	Étain corné.
	Sel de Jupiter.
	Sel d'étain.
Protoxide et deutoxide d'étain.	Oxide d'étain gris.
	Potée d'étain.
	Fleurs d'étain.
	Sel stanno-vitreux.
Nitrate de bismuth. . . .	Blanc de fard.
Sous-nitrate de bismuth. .	Oxide de bismuth.
Hydro-chlorate d'or.	Muriate d'or.
	Sel régalin.
	Sel d'or.
Oxide de zinc.	Fleurs de zinc.
	Pompholix.
	Nihil album.
	Laine ou coton philosophique.
Sulfate de zinc.	Vitriol blanc.
	Couperose blanche.
	Vitriol de zinc.
	Vitriol de Goslar.

Effets des préparations d'étain, de bismuth, d'or et de zinc.

Nous avons parlé des effets de ces préparations § 14.

Considérations sur l'emploi de l'étain, du bismuth, de l'or et du zinc.

Les préparations d'étain sont vénéneuses, et ne doivent pas être confondues avec le sel de cuisine, comme cela a déjà eu lieu dans une fabrique de teinture, où l'on faisait usage du sel d'étain comme mordant.

L'étain métallique n'est point nuisible, et peut, par conséquent, être employé sans danger dans l'étamage.

Le *blanc de fard* (sous-nitrate de bismuth), dont on se sert souvent pour blanchir la peau, a le double inconvénient d'empêcher la transpiration en bouchant les pores, et de donner naissance à des maladies chroniques, telles que des rhumatismes, des douleurs nerveuses, etc.

Le zinc est employé avec succès pour faire des chaudières et des baignoires; mais il ne doit pas servir à la construction des ustensiles de cuisine, car l'expérience prouve que l'eau, les acides végétaux les plus faibles, le beurre et quelques sels l'attaquent et le dissolvent, en sorte que les mets assaisonnés dans des vases semblables peuvent occasionner la diarrhée, des vomissemens et d'autres accidens, surtout chez les personnes délicates.

Les sels de zinc sont tous plus ou moins vomitifs.

Traitement de l'empoisonnement par les préparations d'étain, de bismuth, d'or et de zinc.

L'expérience nous a prouvé que le *lait* est le meilleur contre-poison des sels d'étain; on doit donc en administrer plusieurs verres; mais en attendant qu'on puisse se le procurer, on donnera de l'eau tiède ou froide pour favoriser le vomissement : du reste, si les accidens augmentent, on se conduira comme il a été dit § 4 et suivans.

L'empoisonnement par les sels de bismuth, d'or et de zinc, doit être traité comme celui que produit l'arsenic. *Voyez* § 20.

Moyens propres à faire reconnaître les préparations d'étain, de bismuth, d'or et de zinc.

32. Les sels d'*étain* ne précipitent point par l'eau distillée; ils précipitent en blanc par la potasse et en jaune ou en chocolat par les hydro-sulfates.

Les sels de *bismuth* précipitent en blanc par l'eau distillée, en noir par les hydro-sulfates, et en blanc par la potasse ou la soude.

Les sels d'*or* sont jaunes; ils précipitent en noir par la couperose verte (proto-sulfate de fer), en chocolat foncé par les hydro-sulfates solubles et en jaune par l'ammoniaque.

Les sels de *zinc* précipitent en blanc par la potasse et par les hydro-sulfates;

l'oxide précipité par la potasse, traité par le charbon à une température élevée, se décompose et laisse du zinc métallique.

Préparations d'argent.

NOMS NOUVEAUX.	NOMS ANCIENS.
Nitrate d'argent.	Pierre infernale.
	Cristaux de lune.
Ammoniure d'argent. . . .	Argent fulminant.

Effets des préparations d'argent.

(Voyez § 14.)

33. Le nitrate d'argent, dont on paraît pouvoir tirer parti dans l'épilepsie, est très-vénéneux lorsqu'il est avalé; il en est de même de la pierre infernale. Cependant, appliquées sur la peau ou sur des plaies, ces préparations se bornent à les enflammer et à les brûler : aussi doutons-nous que la chirurgie découvre jamais un caustique qui ait moins d'inconvéniens que la pierre infernale.

Traitement.

34. Nous avons fait voir que le *sel de*

cuisine était le meilleur contre-poison du nitrate d'argent : il faudra donc faire avaler aux personnes empoisonnées par ce corps plusieurs verres d'eau salée, que l'on préparera en faisant fondre une cuillerée de sel dans deux pintes d'eau : le vomissement aura lieu, et les accidens diminueront. Si par hasard ils persistaient, on aurait recours aux sangsues, aux boissons adoucissantes, aux fomentations, et à tous les moyens indiqués § 4.

Caractères du nitrate d'argent.

35. On reconnaîtra le nitrate d'argent et la pierre infernale aux caractères suivans : 1.° en les chauffant jusqu'au rouge, on obtiendra de l'argent ; 2° en les dissolvant dans l'eau, le liquide précipitera en blanc par la dissolution du sel commun, en jaune par le phosphate de soude, et par l'arsenite de potasse ; en rouge par le chromate de potasse, en noir par l'acide hydro-sulfurique et par les hydro-sulfates, en olive par la potasse à l'alcool.

Empoisonnement par le nitre, le sel ammoniac et le foie de soufre.

NOMS NOUVEAUX.	NOMS ANCIENS.
Nitrate ou azotate de deutoxide de potassium ou de potasse.	Nitre. Sel de nitre. Salpêtre.
Hydro-chlorate d'ammoniaque.	Sel ammoniac. Muriate d'ammoniaque.
Sulfure de potasse. . . .	Foie de soufre. Bains de Barèges.

Nitre.

Effets du nitre.

56. Le nitre, que plusieurs médecins s'obstinent à ne pas regarder comme un poison, est vénéneux pour l'homme et pour les animaux, *lorsqu'il n'est pas vomi* et qu'il a été administré à la dose de quelques gros, en poudre ou en dissolution concentrée. Il donne lieu à des vomissemens opiniâtres, souvent sanguinolens, à une vive inflammation de l'estomac et par conséquent aux symptômes qui sont la suite de cette inflammation,

et qui ressemblent plus ou moins à ceux dont nous avons parlé § 14. Nous devons particulièrement noter qu'il affecte le système nerveux, et qu'il occasionne souvent une sorte d'ivresse, la paralysie des membres, des convulsions, etc.

Traitement de l'empoisonnement par le nitre.

37. Les individus qui ont été empoisonnés par le nitre doivent être soignés comme ceux qui ont avalé de l'arsenic, excepté qu'on doit supprimer l'eau de chaux. *Voy.* § 20.

Caractères du nitre.

38. Il importe surtout de distinguer le nitre du sel de Glauber (sulfate de soude), à la place duquel il a été quelquefois administré par méprise. Mis sur les charbons ardens, le nitre pétille et donne une belle flamme blanche : au contraire, le sel de Glauber fond, se boursouffle et devient opaque. Réduit en poudre fine et mêlé avec de l'huile de vitriol (acide

sulfurique concentré), le nitre donne des vapeurs blanches : rien de pareil ne s'observe avec le sel de Glauber.

Sel ammoniac.

Effets du sel ammoniac.

39. Le sel ammoniac, souvent employé par les médecins et par les chirurgiens, est vénéneux lorsqu'il est introduit dans l'estomac ou appliqué sur les plaies à forte dose. Il détermine des vomissemens, des mouvemens convulsifs, une roideur générale, des douleurs dans le bas-ventre, la décomposition des traits de la face et la mort.

Traitement.

40. On se hâtera de favoriser le vomissement à l'aide de l'eau, ou mieux encore de l'eau sucrée, dont on fera prendre plusieurs verres; en introduisant les doigts dans la bouche et en chatouillant le gosier avec les barbes d'une plume;

on calmera ensuite les accidens nerveux en administrant la boisson anti-spasmodique décrite § 7, que l'on pourra remplacer au besoin par la décoction de têtes de pavot dont il a été fait mention dans le même §. Si la douleur du ventre persistait ou augmentait, on appliquerait douze ou quinze sangsues, et on se comporterait comme il a été dit à l'article *Traitement des acides*, § 4.

Caractères du sel ammoniac.

41. Mis sur le feu, le sel ammoniac se volatilise et donne une vapeur blanche; trituré avec de la chaux vive, il répand l'odeur d'alcali volatil; dissous dans l'eau et versé sur le nitrate d'argent, il y occasionne un précipité blanc très-lourd, caillebotté, insoluble dans l'eau et dans l'acide nitrique, soluble dans l'ammoniaque.

Foie de soufre (bains de Barèges artificiels).

Effets du foie de soufre.

42. Le foie de soufre dont on se sert

pour préparer les bains de Barèges artificiels, loin d'être le contre-poison de l'arsenic, du plomb, etc., comme plusieurs médecins le croïent encore, est un poison violent. Depuis long-temps nous avions prouvé ce fait par des expériences sur les animaux; mais malheureusement l'horrible accident arrivé en 1817 à Madame la Comtesse***, nous fournit une preuve irrévocable de l'action meurtrière de ce corps. Ayant avalé par mégarde une partie du foie de soufre qui devait servir à la préparation d'un bain, cette infortunée expira au bout de quelques minutes. Nous croyons devoir saisir cette occasion pour rappeler qu'il n'y a aucun danger à employer 2 ou 3 onces de ce poison sous la forme de bain; mais que la vingtième partie de cette dose étant avalée, peut donner lieu aux accidens les plus graves et même déterminer la mort.

Les effets produits par le foie de soufre sont à peu près semblables à ceux du nitre, mais ils sont beaucoup plus violens. *Voy*. § 36.

Traitement.

43. Aussitôt qu'un individu aura avalé du foie de soufre, on lui fera boire plusieurs verres d'eau mucilagineuse, que l'on préparera avec la graine de lin, la gomme arabique, etc. Lorsque par ce moyen, on aura favorisé le vomissement, on appliquera douze ou quinze sangsues aux endroits les plus douloureux du ventre, à moins que les accidens ne soient déjà diminués; enfin on se conduira, pour la suite du traitement, comme nous l'avons dit § 4 et suivans.

Caractères du foie de soufre.

44. Le foie de soufre est solide, d'un jaune-verdâtre : mêlé avec de l'eau et du vinaigre, il dégage une odeur insupportable d'œufs pourris. Il est très-soluble dans l'eau. La dissolution aqueuse est décomposée par les acides forts qui en précipitent du soufre, et en dégagent du gaz acide hydro-sulfurique reconnaissable à l'odeur d'œufs pourris qu'il exhale;

elle précipite en noir les dissolutions de mercure, de plomb, de bismuth et de cuivre, et en orangé tirant sur le rouge, la dissolution d'émétique.

Préparations de baryte.

NOMS NOUVEAUX.	NOMS ANCIENS.
Protoxide de baryum, ou baryte.	Barote. Terre pesante. Spath pesant.
Carbonate de baryte. . . .	Terre pesante aérée.
Hydro-chlorate de baryte.	Sel marin barotique. Muriate de baryte.

Effets des préparations de baryte.

45. Ces préparations sont extrêmement vénéneuses lorsqu'elles sont introduites dans l'estomac ou appliquées sur les plaies; elles sont rapidement absorbées, portées dans le torrent de la circulation, et déterminent des vomissemens, des convulsions, la paralysie des membres, des douleurs de ventre, le hoquet, la décomposition des traits de la face et la mort. Il importe que les médecins

qui emploient le muriate de baryte soient prévenus des accidens qu'il peut occasionner lorsqu'il est donné à trop forte dose; il est également essentiel que les pharmaciens ou les malades ne le confondent pas (comme cela est arrivé dans ces derniers temps en Angleterre) avec le sel de Glauber.

Traitement.

46. On se hâtera de faire boire au malade qui aurait avalé une préparation de baryte, plusieurs verres d'eau dans laquelle on aurait fait fondre du *sulfate de soude* ou du *sulfate de magnésie* (1); on mettra, par exemple, demi-once de l'un ou l'autre de ces sels dans un litre d'eau. L'expérience nous a prouvé qu'il n'y avait pas de meilleur contre-poison

---

(1) Le sulfate de soude est connu vulgairement sous les noms de *sel de Glauber*, de *sel admirable*, de *sel admirable de Glauber*. Celui de magnésie était autrefois nommé *sel d'Epsom*, *sel cathartique amer*, *sel de Sedlitz*, *sel d'Égra*, *vitriol de magnésie*, *sel de Scheidschutz*, etc.

pour les préparations de baryte. A défaut des sels dont nous parlons, on pourra administrer avec le plus grand succès l'eau de puits, qui contient beaucoup de sulfate de chaux (plâtre). Lorsque, par ce moyen, on aura favorisé le vomissement, décomposé le poison qui n'avait pas encore agi, et calmé les principaux accidens, on donnera de l'eau sucrée, ou toute autre boisson adoucissante; et dans le cas où la maladie, loin de diminuer, ferait des progrès, on se conduirait comme il a été dit § 4 et suiv.

Caractères des préparations de baryte.

47. Toutes les préparations de *baryte* solubles, mêlées avec l'eau de puits, ou avec une dissolution de sel de Glauber ou de sel de Sedlitz, donnent un précipité blanc insoluble dans l'eau et dans l'acide nitrique le plus pur; il est donc impossible de les confondre avec le sulfate de soude, qui ne trouble point ces liquides.

La *baryte*, dissoute dans l'eau, verdit

le sirop de violette, et précipite en blanc par les acides carbonique et sulfurique.

Phosphore.

Effets du phosphore.

48. Le phosphore introduit dans l'estomac en petits morceaux est vénéneux; mais il l'est beaucoup plus lorsqu'il a été dissous dans une huile, l'éther, etc. Il donne toujours lieu aux mêmes symptômes que les acides minéraux dont nous avons déjà parlé : d'où il suit que l'empoisonnement qu'il détermine doit être combattu par les mêmes moyens.

On reconnaît le phosphore aux propriétés suivantes : il est solide, d'un blanc-jaunâtre, mou et doué d'une odeur d'ail très-sensible. Exposé à l'air à la température ordinaire, il répand une fumée blanche remarquable par la lumière verdâtre qu'elle offre dans l'obscurité. Si on élève la température, il brûle avec éclat et produit de l'acide phosphorique solide qui paraît sous forme de vapeurs blanches épaisses.

Cantharides.

Mouches cantharides.
Teinture de cantharides.
Emplâtre de cantharides.
Pommade de cantharides.
Pommade épispastique.

Effets des cantharides.

49. Appliquées sur la peau, ou introduites dans l'estomac, les cantharides donnent souvent lieu à des accidens très-graves qui peuvent être suivis de la mort. Voici les symptômes qu'elles produisent lorsqu'elles ont été avalées : odeur nauséabonde et infecte, saveur âcre trés-désagréable, chaleur brûlante dans le gosier, dans l'estomac et dans les autres parties du ventre; envies de vomir; vomissemens fréquens et souvent mêlés de sang; selles copieuses, plus ou moins sanguinolentes; douleurs atroces dans le ventre, surtout vers l'estomac; priapisme opiniâtre et très-douloureux; ardeur dans la vessie; grande difficulté d'uriner; quelquefois

l'urine est entièrement supprimée, et lorsque le malade parvient à en rendre quelquesgouttes, ce n'est qu'avec la plus grande difficulté; elle est souvent mêlée de sang; le pouls est fréquent et dur; dans quelques circonstances, il est impossible de faire avaler des boissons, qui sont même repoussées avec horreur; les mâchoires sont resserrées; il se déclare enfin des convulsions affreuses, une roideur générale et le délire; la mort ne tarde pas à survenir.

Ce tableau fidèle des symptômes occasionnés par les cantharides fait voir combien il est dangereux d'en avaler pour réveiller momentanément les organes de la génération affaiblis par l'âge, par les maladies et le plus souvent par la débauche.

Traitement.

50. On fera boire au malade un grand verre d'huile d'olive pour favoriser le vomissement; on donnera, à défaut de cette substance, plusieurs verres d'eau, ou mieux encore d'eau sucrée, de lait, de

décoction de guimauve, de mauve, des quatre fleurs, ou de graine de lin; puis on se conduira suivant les accidens, comme nous l'avons dit § 4 et suiv. Indépendamment de ces moyens, on injectera dans la vessie l'un ou l'autre de ces liquides adoucissans, afin de prévenir ou de guérir son inflammation. Si, malgré l'emploi de ces médicamens, l'ardeur de vessie et la difficulté d'uriner persistent, on fera des frictions sur la peau de la partie interne des cuisses et des jambes avec deux onces d'huile dans laquelle on aura fait fondre (à l'aide de la chaleur) un quart d'once de camphre. On administrera à l'intérieur plusieurs tasses de tisane de graine de lin légèrement nitrée et camphrée. Ce médicament devra également être injecté dans l'anus et dans la vessie.

Si l'empoisonnement est l'effet de l'application des cantharides sur la peau; on ne cherchera point à faire vomir : on placera le malade dans un bain tiède; on lui donnera de cinq en cinq minutes une demi-verrée d'eau sucrée; on fera les frictions que nous venons de conseiller; et s'il se plaint d'une vive douleur à la région de la vessie ou de l'estomac, on n'hésitera pas à appliquer douze ou quinze sangsues sur le point douloureux: on insistera également sur l'emploi de linges imbibés d'eau de guimauve ou de lin, que l'on appliquera sur toutes les parties souffrantes.

Caractères des cantharides.

51. La poudre de cantharides, même lorsqu'elle a été passée à travers un tamis de soie, est d'un gris-verdâtre, et offre plusieurs points brillans d'un très-beau vert: elle a une odeur âcre et nauséabonde; mise sur les charbons ardens, elle dégage une odeur fétide, semblable à celle de la corne qui brûle, et laisse du charbon pour résidu.

Verre et émail.

52. Le verre et l'émail en poudre fine peuvent être avalés sans aucun danger; s'ils sont en morceaux pointus, ils ont

le même inconvénient que tout autre corps aigu, celui de déchirer et d'enflammer les membranes de l'estomac. Un individu qui se plaindrait de douleurs d'estomac, de chaleur et d'autres symptômes, après avoir avalé du verre ou de l'émail, devrait manger une grande quantité de haricots, de pommes de terre, de choux, de mie de pain, ou de tout autre aliment usuel; par ce moyen, l'estomac se trouverait rempli et le verre enveloppé : alors on ferait prendre deux ou trois grains d'émétique dissous dans un verre d'eau; le vomissement se manifesterait et le verre serait chassé; on donnerait ensuite du lait, des lavemens; on ferait des fomentations émollientes sur le ventre; on mettrait le malade dans un bain, et si l'inflammation de l'estomac persistait ou devenait plus intense, on appliquerait douze ou quinze sangsues sur le creux de l'estomac.

Préparations de plomb.

NOMS NOUVEAUX.	NOMS ANCIENS.
Acétate de plomb.	Sucre de Saturne.
	Sel de Saturne.
Sous-acétate de plomb. .	Extrait de Saturne.
Sous-acétate de plomb décomposé par l'eau.	Eau blanche.
	Eau de Goulard.
	Eau végéto-minérale.
Carbonate de plomb. . .	Blanc de plomb.
	Céruse.
Protoxide de plomb. . .	Massicot.
	Litharge.
Deutoxide de plomb. . .	Minium.
	Oxide rouge de plomb.
Vin lithargiré.	Vin adouci par le plomb.
Émanations de plomb. . .	Émanations saturnines.

Nous avons démontré que l'on ne devait pas confondre les effets que produisent les préparations de plomb introduites en assez grande quantité dans l'estomac, avec ceux qui résultent des émanations de plomb, et qui constituent la colique des peintres.

Effets des préparations de plomb introduites dans l'estomac.

53. Lorsqu'on a avalé une assez forte

dose de sel de Saturne (acétate de plomb) ou de toute autre préparation de ce genre soluble dans l'eau, on éprouve une saveur sucrée, astringente, métallique, désagréable, un resserrement à la gorge, des douleurs plus ou moins vives dans la région de l'estomac, des envies de vomir, des vomissemens opiniâtres, douloureux, et souvent mêlés de sang, enfin tous les symptômes qui sont le résultat d'une inflammation de l'estomac, et qui ont été exposés § 14 en parlant du sublimé corrosif. Si, au lieu de prendre à l'intérieur une forte dose de plomb, on boit de l'eau ou du vin contenant très-peu de ce métal, on peut ne ressentir aucune incommodité d'abord; mais si on continue à faire usage de ces boissons, on finit par avoir une maladie chronique qui, en général, ressemble à la colique des peintres dont nous parlerons bientôt; mais qui, dans certaines circonstances, est une véritable paralysie.

Considérations sur l'emploi du plomb et de ses composés.

54. On peut avaler du plomb métallique sans aucun inconvénient; mais on doit bannir les ustensiles de cuisine faits avec ce métal, parce qu'il est attaqué par plusieurs alimens acides qui le dissolvent, le changent en sel et le rendent vénéneux. Cependant il est parfaitement prouvé que l'on peut se servir sans danger d'ustensiles faits avec un alliage de parties égales de plomb et d'étain. Le vinaigre et le jus de citron n'attaquent plus cet alliage.

Il est très-dangereux de boire de l'eau que l'on a gardée pendant long-temps dans des vases de plomb exposés à l'air: si l'on n'est pas empoisonné sur-le-champ, on ne tarde pas à éprouver des accidens funestes, qui peuvent même déterminer la mort, comme on l'a déjà vu. Il faut également éviter de boire de l'eau de puits puisée avec des seaux de plomb. Enfin on a eu occasion d'observer des accidens malheureux chez des personnes qui avaient bu de l'eau de pluie transmise par des aqueducs de plomb, ou tombée sur des toits couverts de ce métal et reçue ensuite dans des vases. Les vins d'une mauvaise qualité, que l'on cherche à rendre meilleurs et à adoucir en les laissant pendant quelque temps sur de la litharge, sont encore plus vénéneux que l'eau qui contient du plomb.

Les sirops et eaux-de-vie clarifiés avec le sel de Saturne (acétate de plomb) retiennent une partie de ce sel vénéneux lorsqu'ils ont été mal purifiés : il est donc imprudent de se les procurer chez les épiciers, qui peuvent manquer des connaissances nécessaires pour opérer cette purification. On dira peut-être que cela se pratique journellement, et qu'il n'arrive aucun accident fâcheux : nous l'accordons; mais nous avons cru devoir signaler le fait, parce qu'il peut être la source de quelque malheur.

Traitement.

55. Nous avons prouvé que le sel de

Glauber, le sel d'Epsom, le plâtre ou l'eau de puits étaient les meilleurs contre-poisons des sels de plomb, des eaux chargées de ce métal, telles que l'eau blanche, l'eau de Goulard, l'eau végéto-minérale, et des vins lithargirés : il en est absolument de même que pour les sels de baryte : on traitera donc le malade comme s'il avait pris un sel de cette espèce (*Voy.* § 46). Les foies de soufre recommandés par quelques praticiens sont dangereux et doivent être proscrits.

Caractères des préparations de plomb.

56. Toutes les préparations de plomb, chauffées jusqu'au rouge avec de la potasse et du charbon, donnent du plomb métallique. On reconnaîtra un *sel de plomb* dissous, ou bien de l'*eau* qui renferme ce métal, en y versant 1° de l'huile de vitriol (acide sulfurique), qui donnera un précipité blanc; 2° de l'hydrogène sulfuré, qui produira un dépôt noir; 3° de l'acide chromique, ou un chromate, qui occasionnera un précipité

jaune; enfin la liqueur aura une saveur sucrée.

Les *vins lithargirés* étant évaporés dans une bassine, et le résidu calciné dans un creuset, donneront du plomb métallique; ils auront une saveur sucrée. (*Voy.* § 121.)

Effets des émanations de plomb, ou colique des peintres.

57. Les peintres, les plombiers, les potiers de terre, les vitriers, les fabricans de couleurs, et, en général, tous les ouvriers qui emploient le plomb ou ses préparations, qui les manient ou qui en respirent les émanations, sont sujets à une maladie connue sous le nom de *colique de plomb*, et qui est un véritable empoisonnement par *émanation*. Le plus souvent le malade commence par éprouver des coliques sourdes de peu de durée, qui ne tardent pas à revenir, et alors elles sont insupportables; la bouche est aride; les envies de vomir et les vomissemens se déclarent, et durent

quelquefois pendant plusieurs jours; les matières rendues sont amères, verdâtres ou noirâtres; il y a constipation opiniâtre : aussi les selles sont extrêmement difficiles, et les excrémens sont jaunes, durs, arrondis et semblables à des crottins; quelquefois, au contraire, il y a dévoiement; le ventre s'affaisse, surtout vers le nombril; il semble qu'il est rentré en dedans pour s'appliquer sur l'épine du dos : cet effet est d'autant plus marqué que les coliques sont plus intenses. Assez souvent on diminue les douleurs du ventre en pressant graduellement le nombril avec la main; on n'observe presque jamais de fièvre, et il est fort rare que le malade se plaigne de maux de tête, de vertiges, etc. Dans quelques circonstances, à la vérité fort rares, loin de se montrer d'une manière graduelle, ces symptômes se manifestent avec la plus grande rapidité.

Traitement de la colique des peintres.

58. L'expérience a prouvé que la méthode employée à l'hôpital de la Charité

de Paris réussit à merveille : voici en quoi elle consiste :

1er JOUR.

Lavement purgatif.

Le matin, on donne un lavement préparé en faisant bouillir pendant dix minutes quatre onces de feuilles de séné dans un demi-litre d'eau, et en ajoutant à la liqueur passée à travers un linge, demi-once de sel de Glauber. (sulfate de soude) et quatre onces de vin émétique ; dans la journée on donne la boisson suivante :

Boisson purgative.

On fait bouillir pendant un quart-d'heure deux onces de casse en bâton concassée, dans un litre d'eau ; on passe à travers un linge, et on ajoute une once de sel d'*Epsom* (sulfate de magnésie) et trois grains d'émétique. Si la maladie est très-intense, on mêle à cette boisson une once de sirop de nerprun et deux gros de confection Hamech.

Lavement anodin.

Le soir on fait prendre un lavement anodin préparé avec six onces d'huile de noix et douze onces de vin rouge, et on donne à l'intérieur un gros et demi de thériaque, à laquelle on mêle quelquefois un grain et demi d'opium.

2e JOUR.

Émétique.

Dès le matin on administre, en deux fois et à une heure de distance, six grains d'émétique dissous dans un grand verre d'eau; et, pour faciliter le vomissement, on donne de l'eau tiède miellée. Dans le courant de la journée, lorsque le malade ne vomit plus, on fait prendre la tisane suivante :

Tisane sudorifique.

On fait bouillir pendant une heure, dans un litre et demi d'eau, une once de gaïac, autant de squine et de salsepareille; on réduit à un litre et on y ajoute une once de sassafras et demi-once de réglisse; on fait bouillir légèrement et on passe à travers un linge.

Le soir, on donne le lavement anodin et la thériaque avec l'opium, comme le premier jour (pag. 93).

3° JOUR.

Tisane légèrement purgative.

Dans la matinée du troisième jour, on fait prendre en quatre fois, à trois quarts-d'heure d'intervalle, la tisane suivante : dans un litre de la tisane sudorifique simple du deuxième jour, préparée seulement avec la squine, la salsepareille et le gaïac, on met une once de feuilles de séné que l'on fait bouillir pendant quelque temps et que l'on passe. Dans le reste de la journée, on administre la tisane sudorifique simple du deuxième jour, et le soir on donne le lavement anodin, la thériaque et l'opium, comme dans le premier jour.

4e JOUR.

Boisson purgative.

On donne le matin la boisson purgative suivante : dans un verre de décoction de séné (1) on met demi-once de sel de Glauber, un gros de jalap en poudre et une once de sirop de nerprun. Dans la journée, le malade prend de la tisane sudorifique du deuxième jour. Le soir, on donne le lavement anodin, ainsi que la thériaque et l'opium, comme le premier jour.

5e JOUR.

Le matin, on donne la tisane légèrement purgative du troisième jour; à quatre heures, le lavement purgatif; à six, le lavement anodin du premier jour; à huit heures, la thériaque et l'opium (p. 94).

---

(1) On prépare cette décoction en faisant bouillir un quart d'once de feuilles de séné dans un verre et demi d'eau, que l'on réduit à un verre et que l'on passe.

6e JOUR.

Même traitement que le quatrième. Si, malgré tous les moyens énoncés, le malade n'évacue pas, on lui donne les bols suivans.

Bols purgatifs des peintres.

On mêle avec du sirop de nerprun 10 grains de diagrède et autant de résine de jalap, 16 grains de gomme gutte et un gros et demi de confection de Hamech: on fait douze bols, et on en donne un toutes les deux heures; dans les intervalles, on fait boire de la tisane sudorifique de gaïac, de squine et de salsepareille. Il est rare qu'après un pareil traitement les malades ne soient pas guéris. Si les boissons prescrites étaient vomies, on donnerait de l'émétique en lavage, préparé en mettant un grain d'émétique dans un pinte d'eau.

58 *bis*. Le professeur Fouquier, l'un des médecins de l'hôpital de la Charité, après

avoir employé plusieurs fois le traitement dont nous venons de parler, a pensé qu'il pouvait être modifié avec avantage; ainsi il a renoncé à l'usage du lavement anodin, de la thériaque, de l'opium et de la tisane sudorifique : persuadé que les douleurs atroces dont les malades se plaignent dans cette affection devaient diminuer et cesser à mesure que l'on rétablirait la liberté du ventre, il a préféré l'emploi des purgatifs et des éméto-cathartiques à celui des émétiques seuls. Enfin il a cru devoir substituer les cathartiques aux purgatifs drastiques, et la limonade préparée avec la crême de tartre à la tisane sudorifique. Le succès constant obtenu depuis cinq ou six ans par notre savant collègue sur plusieurs centaines d'individus atteints de la colique des peintres, justifie l'efficacité de cette méthode de traitement, beaucoup plus simple d'ailleurs que celle de la Charité. Voici en quoi elle consiste :

Le premier jour, on fait prendre au malade un éméto-cathartique composé avec 3 grains de tartre émétique et avec

3 gros de sel de Glauber (sulfate de soude). Dans le courant de la journée, on administre la limonade tartarique obtenue en dissolvant demi-once de crême de tartre dans l'eau. Le soir, on donne le lavement purgatif des peintres (*Voy.* page 93).

2e *jour*. S'il n'y a point eu d'évacuations alvines, et que le malade se plaigne encore d'envies de vomir, on prescrit l'éméto-cathartique, la limonade et le lavement purgatif de la veille. Si, au contraire, le malade a évacué par le bas, on se borne à l'usage d'un purgatif doux et particulièrement de l'huile de ricin, que l'on administre depuis une once jusqu'à deux; dans le courant de la journée, on fait prendre la limonade tartarique.

Les jours suivans, on prescrit une ou deux onces d'huile de ricin, et la limonade tartarique; on continue ce traitement jusqu'à ce que la guérison soit complète.

Dans le cas où le malade ressentirait des douleurs vives, ou serait tourmenté d'insomnie, au lieu d'avoir recours à l'opium, on lui donnerait cinq ou six fois par jour une pilule contenant 2 grains d'extrait de jusquiame.

Poisons irritans végétaux.

Aconit napel, *cape de moine* ou *cammarum*, *tue-loup* ou *lycoctonum*, et *anthora*.

Anemone pulsatilla ou *teigne œuf*, *coquelourde*, *herbe au vent*, *anémone des bois*, *des prés*, *des champs*.

Bois gentil ou *joli bois* (*daphne mezereum.*)

Bryone, *bryone blanche* ou *couleuvrée* (*bryonia dioïca*).

Clématite, *vigne blanche*.

Colchique (*colchicum autumnale*).

Coloquinte (*cucumis colocynthis*).

Concombre d'âne ou *concombre sauvage* ou *elaterium* (*momordica elaterium*).

Chélidoine, *éclaire* (*chelidonium majus*).

Couronne impériale (*fritillaria imperialis*).

Ellébore blanc (*veratrum album*); *Ellébore noir* (*helleborus niger*).

Euphorbe officinal (*E. officinarum*); *Epurge* (*E. lathyris*); *Réveil-matin*, etc.

Garou ou *sain bois* (*daphne gnidium*).

Gomme gutte.

Gratiole (*gratiola officinalis*).

Herbe aux poux, staphysaigre (*delphinium staphysagria*).

Joubarbe des toits (*sedum acre*).

Narcisse des prés (*narcissus pseudo narcissus*).

Noix des Barbades, pignon d'Inde (*jatropha curcas*).

Palme de Christ (*ricinus palma Christi*).

Renoncule des prés (*R. acris*), *scelerate*, etc.

Rhus radicans ou *toxicodendron.*

Sabine (*juniperus sabina*).

Scille (*scilla maritima*).

Scammonée (*convolvulus scammonea*).

Effets des poisons irritans végétaux.

59. Saveur âcre, piquante, plus ou moins amère; chaleur brûlante, grande sécheresse dans la langue ou dans les autres parties de la bouche, resserrement douloureux de la gorge, envies de vomir, évacuations par haut et par bas, efforts pour vomir lors même que l'estomac est déjà vide; douleurs plus ou moins vives dans l'estomac et dans les entrailles, pouls fort, fréquent et régulier; respiration gênée et accélérée. Assez souvent la démarche devient chancelante; le malade paraît ivre; sa prunelle est dilatée; il tombe dans un abattement tel qu'on le croirait mort; le pouls se ralentit, perd de sa force, et la mort survient. Quelques-uns de ces poisons déterminent des convulsions plus ou moins violentes, la roideur des membres, et des douleurs aiguës qui font pousser les cris les plus plaintifs. Les propriétés vénéneuses de ces plantes sont très-différentes sous le rapport de l'intensité; la plupart peuvent

même être utiles à l'homme dans certaines maladies, si on les administre avec prudence.

Traitement.

Le traitement des personnes empoisonnées par les plantes irritantes ne diffère, dans la plupart des cas, de celui dont nous avons parlé à l'article *Sublimé corrosif*, qu'en ce qu'il n'est pas nécessaire de donner le blanc d'œuf : on se conduira donc comme il a été dit § 17 : on évitera avec soin d'administrer de l'émétique, du vinaigre et d'autres boissons irritantes, qui ne pourraient qu'augmenter la maladie.

Il arrive quelquefois que le poison avalé ne détermine pas de très-grandes douleurs du ventre, et qu'il occasionne des vomissemens, un abattement et une insensibilité très-remarquables ; alors, après avoir favorisé le vomissement par l'eau sucrée, on donne plusieurs petites tasses de café, préparé en versant un litre d'eau bouillante sur 8 onces de café en poudre, en laissant infuser pendant demi-heure, et en passant à travers un linge; on administre aussi de temps à autre 3 ou 4 grains de camphre dans un jaune d'œuf. Si le malade rejette le café, on le fait prendre en lavement et sous forme de frictions. Il est cependant nécessaire d'examiner si le ventre ne finit pas par être douloureux : dans ce cas, on appliquera douze ou quinze sangsues. Lorsqu'au lieu d'un grand abattement, il y a excitation, convulsion, délire, etc., il faut, après avoir fait vomir à l'aide de l'eau sucrée, donner la potion avec l'opium dont nous avons déjà parlé, ou bien la décoction de pavots, § 7.

Aconit. La racine, le suc et les feuilles d'aconit napel, de la cape de moine, du tue-loup, etc., produisent des accidens graves quand on les mange, ou lorsqu'on les applique sur des blessures. Les sauvages empoisonnaient autrefois leurs flèches avec la cape de moine (*aconitum cammarun*).

Anémone. La racine, les jeunes pousses et plusieurs autres parties de l'anémone pulsatille, des bois, des champs, etc., sont vénéneuses, même étant appliquées à l'extérieur. L'âcreté de certaines espèces est telle, qu'il y a des exemples de personnes empoisonnées, et dont les yeux ont été enflammés, pour les avoir seulement pulvérisées. Les habitans du Kamtschatka emploient l'anémone des bois pour empoisonner leurs flèches.

Bois gentil. Le bois gentil et son fruit (*daphne mezereum*) doivent également être regardés comme des poisons âcres.

Bryone. La racine de bryone, que l'on administre quelquefois comme purgatif, enflamme l'estomac et les intestins si on la donne à forte dose.

Clématites. Plusieurs espèces de clématites sont vénéneuses lorsqu'on les mange : appliquées sur la peau, elles déterminent des excoriations.

Colchique. La semence du colchique est très-dangereuse; les bulbes peuvent, dans certains climats, occasionner des accidens.

Coloquinte. La coloquinte, le vin de

coloquinte et les autres préparations de ce genre, dont les charlatans font un si grand usage, et à l'aide desquelles ils prétendent guérir une foule de maladies, doivent être prises avec prudence et par ordre d'un médecin ; car elles peuvent devenir funestes et occasionner la mort, étant introduites dans l'estomac, données sous forme de lavement, ou appliquées sur la peau.

Concombre sauvage. L'elaterium ou le concombre d'âne ou sauvage, dont les médecins tirent quelquefois parti, peut également occasionner la mort à forte dose, car il enflamme l'estomac et les intestins.

Chélidoine. La chélidoine ou l'éclaire détermine aussi l'inflammation des parties qu'elle touche.

Ellébore blanc et noir. Les racines d'ellébore blanc et noir sont très-vénéneuses, soit lorsqu'on les mange ou qu'on les donne en lavement, soit lorsqu'on les applique sur des plaies, et même quelquefois lorsqu'on en frotte la peau qui est saine : elles occasionnent toujours des vomissemens opiniâtres et un grand abattement.

Euphorbe. La plupart des euphorbes donnent un suc âcre, très-vénéneux, avec lequel il suffit de frotter certaines parties du corps pour les enflammer. Prises à l'intérieur, soit par la bouche, soit sous la forme de lavement, elles occasionnent des coliques, des vomissemens, etc., et finissent par déterminer la mort si on n'administre pas les remèdes indiqués § 17.

Garou. Le garou ou sain-bois, dont on se sert quelquefois en chirurgie comme vésicatoire, est un corps très-caustique, qui peut produire la mort, même étant appliqué sur la peau.

Gomme gutte. La gomme gutte enflamme les parties qu'elle touche, et peut par conséquent déterminer la mort lorsqu'elle a été avalée en assez grande quantité.

Gratiole. Il serait à souhaiter que les malades renonçassent, pour leur propre intérêt, à consulter cette nuée de charlatans pour lesquels les maladies les plus graves n'offrent rien de désespérant, et qui n'hésitent pas à administrer des lavemens ou des boissons de *gratiole*, qui enflamment leurs entrailles et les conduisent infailliblement au tombeau. Malheureusement nous pourrions citer beaucoup de faits à l'appui de ce que nous avançons.

Herbe aux poux. L'herbe aux poux, ou la staphysaigre, n'est pas dangereuse lorsqu'on n'en met que très-peu sur la tête; il n'en est pas de même si on en emploie beaucoup, ou si, par mégarde, on l'avale : car alors elle détermine une vive inflammation.

Pignon d'Inde. Le pignon d'Inde est un puissant caustique, dont l'emploi est par conséquent très-dangereux.

Palme de Christ ou *ricin.* Les semences de ricin ou de *palma-Christi* sont très-âcres et enflamment l'estomac.

Renoncules. Il en est de même de la plupart des renoncules.

Rhus toxicodendron. Le *rhus radicans* ou toxicodendron exhale, surtout pendant la nuit et à l'ombre, un gaz malfaisant : aussi les personnes qui le touchent ou qui passent à côté de lui ressentent des cuissons, de l'enflure, de la dureté et d'autres symptômes plus ou moins désagréables. Il paraît au contraire que ses effets sont presque nuls en plein midi ou lorsqu'il est exposé au soleil.

Sabine. La sabine, trop souvent maniée par les charlatans, est très-caustique et peut déterminer la mort.

On trouvera, dans notre Traité général des poisons, l'histoire de plusieurs autres plantes irritantes plus ou moins âcres : nous nous sommes bornés à citer les principales. (Voy. *Toxicologie générale*, 2e édition.)

SECONDE CLASSE.

Poisons narcotiques ou stupéfians.

Cette classe renferme les poisons suivans :

L'opium ;

La jusquiame noire et blanche ;

L'acide hydro-cyanique (prussique,

ou acide du bleu de Prusse), et toutes les matières qui en contiennent, telles que le laurier-cerise, l'eau distillée, l'huile, l'extrait de la même plante, et les amandes amères;

La laitue vireuse;

Les solanum, et principalement la morelle;

L'if;

Les morviaux;

L'ers.

Effets des poisons narcotiques.

60. Lorsqu'on a introduit dans l'estomac ou appliqué sur une blessure, l'un ou l'autre de ces poisons, on observe les effets suivans: stupeur, engourdissement, pesanteur de tête, envie de dormir, légère d'abord, puis insurmontable; sorte d'ivresse, regard hébêté, prunelle très-ouverte, délire furieux ou gai; quelquefois douleur, convulsions légères ou fortes dans l'une ou l'autre partie du corps, paralysie des jambes, pouls variable, mais en général plein et fort dans le com-

mencement de la maladie; respiration quelquefois un peu accélérée; vomissement, surtout lorsque le poison a été appliqué sur des plaies, ou donné sous forme de lavement: bientôt après les convulsions et l'abattement augmentent, et le malade meurt s'il n'est pas secouru.

Traitement.

61. Si le poison a été introduit dans l'estomac (1), on doit commencer par donner quatre ou cinq grains d'émétique dissous dans un verre d'eau; si au bout d'un quart-d'heure le vomissement n'a pas lieu, on prescrit vingt-quatre grains de sulfate de zinc (couperose blanche) que l'on dissout également dans un verre d'eau, et que l'on donne en deux fois, à un quart-d'heure d'intervalle si la première portion n'a pas fait vomir. Enfin si ces moyens n'ont pas réussi, on fait prendre trois ou quatre grains de sulfate

---

(1) Ce traitement ne s'applique pas à l'acide prussique.

de cuivre (couperose bleue) dissous dans un verre d'eau, toujours dans l'intention de chasser le poison par le haut ou par le bas. On doit favoriser le succès de ce remède, en introduisant les doigts dans la gorge, et en chatouillant le gosier avec la barbe d'une plume. On évitera de dissoudre le vomitif dans une très-grande quantité d'eau, et de faire prendre des boissons abondantes, soit pour adoucir, soit pour hâter le vomissement : loin d'être utile on aggraverait la maladie.

L'expérience nous a prouvé que le vinaigre, le jus de citron et les autres acides tant recommandés par les médecins, *sont très-nuisibles*, avant d'avoir chassé le poison par le vomissement ou par les selles. Si l'on soupçonne que le narcotique ait eu le temps de parvenir jusqu'aux entrailles, on administre le lavement purgatif décrit page 93.

62. Supposons que le malade ait vomi et que le poison ait été entièrement ou presque entièrement évacué, la maladie, quoique moins dangereuse, serait encore mortelle si on l'abandonnait à elle-même.

Il faut donc administrer toutes les cinq minutes et alternativement une tasse d'eau acidulée avec du *vinaigre*, du *jus de citron* ou de la *crême de tartre*, et une tasse d'infusion de café préparée en versant un litre d'eau bouillante sur huit onces de bon café, et en passant la liqueur dix minutes après. On cherche à dissiper l'engourdissement en frottant les bras et les jambes du malade avec une brosse ou avec un morceau de laine. On ne cesse l'usage du café et de l'eau vinaigrée que lorsque le malade est hors de danger. Quelquefois, quand l'assoupissement est extrême, que la maladie ressemble à une attaque d'apoplexie, et que, par les moyens employés, on n'obtient aucun soulagement, on a recours à la saignée, que l'on pratique au bras et de préférence à la jugulaire.

63. Si l'empoisonnement a eu lieu par l'application du narcotique sur des blessures, loin de perdre du temps à faire vomir, on met de suite le malade à l'usage du café, des acidules, etc. (*Voy*. § 62.)

Opium. L'opium, le laudanum liquide

de Sydenham; et les têtes de pavot, dont on tire de si grands avantages en médecine, sont plus ou moins vénéneux : l'opium surtout est très-énergique.

Jusquiame. La racine de jusquiame noire, confondue quelquefois avec le panais, a été mise dans des bouillons et a occasionné les accidens les plus graves. Les feuilles de cette plante sont aussi très-vénéneuses. Enfin on a vu des tremblemens et l'ivresse survenir seulement pour avoir préparé un emplâtre dont cette racine faisait partie. Les *jusquiames blanche, dorée,* etc., sont également vénéneuses.

Acide prussique. Parmi les poisons connus, l'acide prussique ou l'acide du bleu de Prusse, est sans contredit le plus énergique : il suffit d'en appliquer une ou deux gouttes sur l'œil, sur la langue, etc., pour faire périr dans l'espace d'une ou deux minutes les chiens les plus robustes. Heureusement, la difficulté qu'il y a à obtenir ce poison redoutable et à le conserver, le rend excessivement rare, et par conséquent peu propre à servir d'instrument au crime. Le *laurier-cerise*, l'eau distillée plusieurs fois sur la même plante, l'huile et l'extrait sont également vénéneux; il en est de même des amandes amères, qui sont très-odorantes et qui ont un grand degré d'amertume.

Traitement.

64. Si l'empoisonnement a eu lieu par l'acide prussique faible (1), ou par les plantes qui en contiennent, on fait vomir, comme il a été dit § 61; puis on administre l'infusion de café indiquée dans le § 62, et on fait prendre trois ou quatre cuillerées d'huile de térébenthine, que l'on donne à demi-heure de distance dans l'infusion de café.

Laitue vireuse et *solanum*. La laitue vireuse est loin d'être (dans nos climats) aussi dangereuse qu'on l'a annoncé; il en est de même de la plupart des solanum.

---

(1) Lorsque l'acide a été pris concentré, la mort arrive sans que l'on ait pu porter le moindre secours.

TROISIÈME CLASSE.

Poisons narcotico-âcres.

Cette classe renferme :

1°. Les champignons ;

2°. La noix vomique, l'upas tieuté, la fausse angusture, la fève de Saint-Ignace, l'upas antiar, le ticunas ou poison américain, le woorara, le camphre, la coque du Levant;

3°. Le tabac, la grande et la petite ciguës, la belladone, le stramonium, la digitale pourprée, le laurier rose, la rue, l'ivraie, le mancenillier et l'aristoloche;

4°. Les vins, l'alcool, l'éther et tous les liquides spiritueux pouvant déterminer l'ivresse;

5°. Les émanations des fleurs;

6°. Le seigle ergoté.

Nous allons faire connaître les effets de ces poisons dans les trois paragraphes suivans :

§ Ier.

Des Champignons vénéneux.

Les principaux champignons vénéneux sont la *fausse oronge* (*agaricus muscarius*), l'*agaric bulbeux*, l'*agaric printanier* (*agaricus bulbosus vernus*), l'*oronge ciguë verte*, *jaunâtre* ou *blanche*, l'*oronge souris* (*agaricus conicus*), l'*oronge croix-de-Malte*, l'*agaric meurtrier* (*agaricus necator*), les *agarics âcre*, *caustique et styptique*, l'*œil de corneille*, la *tête de Méduse*, le *blanc d'ivoire*, le *laiteux pointu rougissant*, l'*œil de l'olivier*, l'*entonnoir creux et vénéneux*, et le *grand moutardier*.

Effets des champignons vénéneux.

65. Les effets déterminés par les champignons varient un peu suivant l'espèce qui les a fait naître; mais, en général, ils peuvent être réduits aux suivans: tranchées, envies de vomir, évacuations par haut et par bas, chaleur d'entrailles, langueurs, douleurs vives, presque continues, crampes, mouvemens convulsifs

de telle ou de telle autre partie du corps, soif dévorante; pouls petit, dur, tendu et fréquent. Dans certaines circonstances, il se manifeste une sorte d'ivresse, un délire sourd et une espèce d'assoupissement dans lequel les malades sont plongés jusqu'à ce que les douleurs ou les convulsions les réveillent : quelquefois, loin d'être assoupis, les infortunés conservent toutes leurs facultés intellectuelles; des douleurs et des convulsions atroces, des défaillances et des sueurs froides épuisent les forces, et finissent par amener la mort. En général, les effets de ces champignons ne se manifestent que cinq, sept, douze, ou vingt-quatre heures après qu'ils ont été mangés.

Indices qui doivent faire suspecter les champignons.

66. Il est d'autant plus important d'indiquer d'une manière générale les caractères extérieurs des mauvais champignons, que la plupart de ceux que l'on mange sans inconvénient peuvent devenir dangereux lorsqu'ils sont placés dans des cir-

constances particulières. Malheureusement les indications que nous pouvons donner à cet égard ne sont pas tellement précises, qu'elles ne souffrent des exceptions.

Les champignons qui *croissent* dans des caves, dans des bois touffus, très-ombrageux et humides, sont, en général, mauvais; leur surface est mouillée, plus ou moins sale, et leur aspect hideux. Ceux dont l'*odeur* est virulente, semblable à celle du radis, ou, mieux encore, de la terre des caves, sont, en général, d'une mauvaise qualité. Il en est de même de ceux dont la *saveur*, d'abord douceâtre, laisse un arrière-goût désagréable, astringent ou stiptique, et de ceux qui ont une saveur très-amère, désagréable, et une odeur rebutante. Nous devons pourtant faire remarquer qu'il existe des champignons *comestibles* doués d'une saveur piquante, alliacée, ou légèrement acidulée. On doit rejeter les champignons qui sont remplis d'un suc laiteux, ordinairement âcre. La *couleur* des champignons ne peut pas être regardée, d'après M. Persoon, comme fournissant des caractères assez certains; néanmoins ce botaniste croit pouvoir établir que ceux qui sont de bonne qualité sont blanchâtres(1), pâles, d'un jaune pur et doré, ou d'un rouge vineux et violet : cette dernière nuance se remarque dans la totalité ou dans une partie du champignon; mais plus particulièrement dans les feuillets (2). Les mauvais champignons, au contraire, ont une couleur d'un jaune de citron ou d'un rouge de sang. La couleur d'un brun mat ou bistré du chapeau, ne peut servir à distinguer les bons des mauvais champignons, puisqu'on la retrouve dans les uns et dans les autres. Plus la *substance* du champignon est blanche, compacte, sèche et cassante, moins elle est malfai-

---

(1) Il existe pourtant une variété d'amanite bulbeuse blanche qui est très-vénéneuse.

(2) Il existe quelques espèces d'agarics malfaisans, dont le chapiteau est coloré en violet tirant sur le pourpre; mais ses feuillets ne présentent point cette couleur.

sante, á moins qu'elle n'offre l'odeur et la saveur désagréables dont nous avons parlé.

On doit rejeter les champignons qui ont passé fleur, c'est-à-dire, ceux qui se flétrissent et se décomposent; car alors ils perdent leur saveur, acquièrent une mauvaise odeur, et deviennent dangereux. La présence des vers et des limaces sur les champignons ne prouve point qu'ils soient bons, comme on le croit ordinairement, car ces animaux se nourrissent aussi bien des espèces qui sont nuisibles à l'homme. « Dans la manière de cueillir les champignons comestibles, dit Persoon, il y a aussi quelque précaution à prendre. Il est bon, autant que possible, d'en faire la récolte dans un temps un peu sec, et surtout après la rosée; de les prendre dans leur état adulte, et même avant l'épanouissement entier du chapeau; car, dans un trop degré de maturité, la chair en devient flasque, se putréfie, ou les vers s'y développent. Au lieu d'arracher les individus du sol, il vaut mieux en couper les pieds ou les tiges près la terre, pour que celle-ci ne s'introduise pas entre les lamelles, les pores et les alvéoles.

» Quand on choisit les espèces saines, il convient encore, avant d'en faire usage, de les monder de leurs feuillets, et de leurs tubes; c'est cette partie que les cuisiniers appellent *foin ;* on en retranche aussi souvent le pédicule, qui est ordinairement d'une texture moins fine. Pour ce qui concerne les bolets, on doit les couper, afin de s'assurer s'ils changent de couleur et deviennent bleus, alors il serait imprudent d'en faire usage; ensuite on les fait tremper dans de l'eau froide ou tiède, en y mêlant tant soit peu de vinaigre pour les faire blanchir; mais cette eau doit être rejetée. On prétend que, par ce moyen, on pourrait manger les champignons même les plus insalubres. On favorise leur digestion, d'abord, en les mâchant long-temps, et par des assaisonnemens convenables, tels que l'huile ou le beurre, le jaune d'œuf, le sel, le vin et le vinaigre. Etant apprêtés, on ne doit pas les conserver, car ils s'altérent facilement, et acquièrent des qualités délétères. » (Persoon, *Traité sur les Champignons comestibles*, page 165.)

Traitement.

67. L'expérience prouve que les champignons les plus vénéneux, coupés par petits morceaux et laissés pendant longtemps dans du *vinaigre*, dans de l'*eau* fortement *salée* et dans l'*éther*, perdent leurs propriétés vénéneuses; mais le vinaigre, l'eau salée et l'éther ont dissous toute la partie active, et doivent être regardés comme des poisons énergiques. Il suit de là que, dans l'empoisonnement par les champignons, on ne doit jamais donner ces liquides *tant que le champignon n'a pas été évacué par haut ou par bas* : en effet, ils dissoudraient dans l'estomac la partie vénéneuse, et alors les effets seraient plus terribles.

Aussitôt que l'on éprouve des symptômes d'empoisonnement par les *champignons*, on administre 3 grains d'émétique dans un verre d'eau; un quart-d'heure après, on donne, en trois fois et à vingt minutes d'intervalle, un second verre d'eau, dans lequel on a fait fondre 5 grains d'émétique, 3 ou 4 grains d'*émétine* (que l'on peut remplacer par 24 grains d'ipécacuanha) et une once de sel Glauber. Après avoir fait vomir, on doit songer à évacuer les champignons qui pourraient se trouver dans les intestins, à l'aide des purgatifs. On donne de demi-heure en demi-heure une cuillerée à bouche d'une potion composée d'une *once d'huile de ricin et d'une once et demie de sirop de fleur de pêcher;* on administre un lavement purgatif préparé, en faisant bouillir pendant un quart-d'heure un litre d'*eau*, 2 onces de *casse* concassée, un demi-gros de *séné*, et demi-once de *sel d'Epsom* (sulfate de magnésie). Si l'évacuation n'a pas lieu, on réitère deux ou trois fois le lavement. Enfin, si, malgré l'emploi des moyens indiqués, les champignons ne sont pas évacués, et que la maladie fasse des progrès, on fait bouillir pendant un quart-d'heure une once de tabac dans un litre d'eau, on passe et on donne la liqueur sous forme de lavement : presque toujours le vomissement est la suite de l'emploi de ce médicament.

Après avoir évacué le poison, on donne au malade quelques cuillerées d'une potion composée de 4 onces d'eau de fleurs d'oranger, d'un quart d'once d'éther ou de liqueur d'Hoffmann, et de 2 onces de sirop ordinaire, et mieux encore de sirop d'écorce d'orange.

Si la maladie, loin de se calmer, fait de nouveaux progrès, et que le malade se plaigne de vives douleurs dans le bas-ventre, on ordonne l'eau sucrée, l'eau de gomme, de graine de lin ou de racine de guimauve; on applique sur les points douloureux des linges mouillés avec l'une ou l'autre de ces boissons, et l'on met l'individu dans un bain. Si la douleur ne cède pas, on applique dix ou douze sangsues sur la partie du ventre la plus sensible, et on se conduit comme nous l'avons dit en parlant des poisons âcres, page 103.

Si, par hasard, on ne pouvait porter

secours au malade que lorsqu'il a déjà beaucoup de fièvre, que le ventre est enflé et très-douloureux, que la langue est sèche et la soif ardente, que la chaleur de la peau, de la bouche et de la gorge est brûlante, il faudrait abandonner les purgatifs irritans que nous avons conseillés; alors on saignerait le malade, on mettrait les sangsues au ventre, on emploierait les fomentations et les lavemens de graine de lin.

§ II.

De la noix vomique, de l'upas tieuté, de la fève de Saint-Ignace, de la fausse angusture, de l'upas antiar, des poisons américains, du camphre et de la coque du Levant.

Effets de ces poisons.

68. Introduits dans l'estomac ou appliqués sur des blessures, ces poisons sont rapidement absorbés, et vont exciter le cerveau ou la moëlle épinière près

de la nuque ; ils déterminent une roideur générale et convulsive ; la tête se renverse sur le dos, la poitrine se dilate à peine, la respiration cesse ou se fait mal, et les malades meurent asphyxiés : la mort a même lieu dans l'espace de quelques minutes, si le poison a été employé à assez forte dose. Aucune de ces substances n'enflamme les parties qu'elle touche. Les effets de quelques-unes d'entre elles ne sont pas continus, puisqu'il en est qui donnent lieu à des accès plus ou moins rapprochés, dans l'intervalle desquels la personne empoisonnée paraît peu affectée.

Noix vomique. La noix vomique, dont on se sert pour préparer les boulettes à l'aide desquelles on empoisonne les chiens dans les rues de Paris, est un poison pour l'homme, quoique le contraire soit avancé et soutenu par quelques médecins. Il faut donc la manier avec prudence.

Upas tieuté. L'upas tieuté ou le bohon upas est le suc d'une plante du Java, avec lequel les sauvages empoisonnent les flèches pour en rendre les blessures mortelles. Il est difficile de se faire une idée de la promptitude avec laquelle ces armes empoisonnées déterminent la mort.

Upas antiar. L'upas antiar est le suc d'un arbre qui ne croît pas en Europe, et dont les Indiens se servent pour empoisonner leurs flèches; il est très-actif quand il est introduit dans les blessures.

Ticunas. Le ticunas ou poison américain, est un extrait préparé par les Indiens avec le suc de certaines plantes, et particulièrement de certaines lianes. Lorsqu'il est sec, il peut être respiré et mis sur les yeux sans danger; les vapeurs qu'il répand sur les charbons ardens ne sont pas vénéneuses. Il est très-dangereux lorsqu'il est appliqué sur des blessures profondes, surtout si on trempe dans l'eau chaude la partie de la flèche qui le contient.

Camphre. Le camphre est un remède salutaire dans une foule de circonstances, et peu de médecins le regardent comme vénéneux; il est cependant démontré que, lorsqu'il est dissous dans l'huile ou dans tout autre corps, et qu'il est administré à assez forte dose, il peut déterminer des accidens graves suivis de la mort.

Coque du Levant. La coque du Levant, et surtout la *picrotoxine*, qui en est la partie active, sont des poisons pour l'homme, pour les poissons, les oiseaux de Paradis, les chèvres, les vaches sauvages, les crocodiles, etc.

Traitement.

69. Lorsqu'on est appelé pour secourir un individu qui a pris à l'intérieur l'une ou l'autre de ces substances, on doit donner un émétique (*Voyez* § 67), et chatouiller le gosier pour favoriser le vomissement; il faut ensuite s'opposer à l'asphyxie, qui est la principale cause de la mort : pour cela, on insuffle de l'air dans les poumons, et on procède comme il est dit à l'article *Asphyxie*, § 104. On administre à l'intérieur, à dix minutes d'intervalle, quelques cuillerées d'une potion faite avec 2 onces d'eau, 2 gros d'éther, 2 gros d'huile de térébenthine et demi-once de sucre.

70. Si le poison a été appliqué sur des blessures, ou qu'il ait été introduit à l'aide de flèches, on commencera par retirer celles-ci, on brûlera la plaie avec un fer chauffé jusqu'au rouge blanc, et on liera fortement le membre au-dessus de l'endroit blessé : la saignée sera pratiquée si le malade est robuste.

On fera prendre la potion d'éther et de térébenthine dont nous venons de parler § 69. Enfin, on s'opposera à l'asphyxie, en insufflant de l'air dans les poumons (voyez *Asphyxie*, § 104). L'eau salée, employée par les Indiens, et regardée comme contre-poison de ces substances vénéneuses, doit être rejetée.

§ III.

Du tabac, de la belladone, du stramonium, de la digitale pourprée, du laurier-rose, de la rue, de la grande et petite ciguës, de l'ivraie, du mancenillier et du seigle ergoté.

Effets de ces poisons.

71. Les poisons de cette section, in-

troduits dans l'estomac ou appliqués sur des blessures, donnent lieu aux symptômes suivans : agitation, douleur, cris aigus, sorte de délire plus ou moins gai, mouvemens convulsifs de la face, des mâchoires et des membres; la prunelle est dilatée, le pouls fort, fréquent, régulier, ou petit, lent, irrégulier; envies de vomir, vomissemens opiniâtres, selles, douleurs de ventre plus ou moins aiguës. Quelquefois, au lieu d'une grande agitation, on observe une sorte d'ivresse, un grand abattement, de l'insensibilité, un tremblement général, et les malades n'ont aucune envie de vomir.

Traitement.

72. Si la personne empoisonnée n'a pas vomi, on donnera l'émétique, comme nous l'avons conseillé en parlant de l'opium, § 61. S'il y a déjà long-temps que le poison a été avalé, on fera usage des purgatifs dont nous avons fait mention dans le même paragraphe. Si, après avoir évacué par le haut et par le bas, le malade paraissait fortement assoupi et com-

me apoplectique, on pratiquerait une saignée au bras, et de préférence à la veine jugulaire; alors on administrerait l'eau vinaigrée, comme pour l'opium : ce remède serait nuisible s'il était donné avant d'avoir chassé le poison. On appliquerait, au contraire, douze sangsues au ventre, si les douleurs de cette partie étaient aiguës, et on ferait boire de l'eau sucrée, de l'eau de mauve, de guimauve ou de graine de lin; on se conduirait, en un mot, comme nous l'avons dit en parlant des plantes âcres, page 103.

Tabac. Il importe de faire connaître les effets du tabac, pour éviter les dangers auxquels il peut donner lieu. On a vu l'ivresse et des vomissemens se manifester chez des enfans sur la tête desquels on avait appliqué un liniment préparé avec la poudre de tabac et du beurre. Les mêmes accidens ont eu lieu, dans certains cas, pour avoir lavé des parties affectées de la gale avec de l'eau dans laquelle on avait fait bouillir du tabac. On assure même qu'un individu mourut pour avoir pris par le nez une trop grande quantité de poudre de tabac. Les dangereux effets de ce corps mis sur des blessures sont connus de toutes les personnes qui observent avec attention. Introduit dans l'estomac, le tabac purge, fait vomir, donne des tremblemens, des convulsions, et peut même occasionner la mort, comme le prouve l'exemple du célèbre Santeuil. *Traitement*, voy. § 72.

Belladone. La belladone est un poison très-énergique; son fruit, lorsqu'il est mûr, ressemble au raisin noir, pour lequel il a souvent été pris, et les résultats en ont été funestes. On le distinguera du raisin en ce que celui-ci n'offre qu'une loge, tandis que le fruit de la belladone en a deux. Ce poison est un de ceux qui occasionnent le plus souvent un délire gai avec un sourire niais.

Datura stramonium. Le *stramonium* est très-vénéneux; on a vu le délire le plus furieux, les convulsions, la paralysie, des tremblemens et la mort survenir pour avoir bu de l'eau dans laquelle on avait fait bouillir le fruit ou les graines de cette plante.

Digitale pourprée. La poudre de digitale pourprée, ses extraits aqueux et résineux, et sa teinture, sont des poisons énergiques, lors même qu'on les applique sur des plaies. Ces préparations donnent lieu à des vomissemens abondans qui ne tardent pas à être suivis d'un grand abattement et de la mort, si on ne porte pas les secours dont nous avons parlé § 72.

Laurier rose. Il est parfaitement prouvé que le laurier rose, introduit dans l'estomac ou appliqué sur des blessures, est un poison pour l'homme, les chevaux, les moutons, les chiens, etc. On prétend même qu'un individu mourut pour s'être renfermé dans une chambre à coucher où il y avait des fleurs de cette plante. Ce poison détermine des vomissemens, l'inflammation des parties qu'il touche, et la stupéfaction du cerveau.

Rue. La rue, à une dose un peu forte, occasionne de l'agitation, de la fièvre, le mal de gorge, et l'inflammation des parties sur lesquelles on l'applique. Son huile essentielle est beaucoup plus active.

Grande ciguë. La grande ciguë est très-vénéneuse dans les climats chauds; elle l'est même beaucoup dans les pays tempérés, pourvu qu'elle ait été cueillie à sa maturité. On peut la reconnaître aisément à sa tige, qui est cylindrique et chargée inférieurement de taches d'un pourpre brun ou noirâtre. Elle détermine la mort lors même qu'on la met sur des blessures.

La ciguë aquatique ou vireuse est encore plus énergique que la précédente. (*Traitement.* Voy. § 72.)

Petite ciguë. La petite ciguë est souvent confondue avec le persil : on la distinguera aux caractères suivans : 1° ses feuilles sont d'un vert noirâtre en dessus et luisantes; 2° elles n'ont point d'odeur lorsqu'on les flaire sans les broyer : au contraire, quand on les écrase entre les doigts, elles répandent une odeur nauséabonde. La petite ciguë est très-vénéneuse; elle occasionne des vomissemens, l'ivresse ou le délire, des engourdissemens dans les membres, etc.

Ivraie. Le pain auquel on a mêlé de

l'ivraie donne lieu à des accidens fâcheux : on éprouve un tremblement général ou de quelque partie du corps, une sorte d'ivresse, des tintemens d'oreille presque continuels, une grande pesanteur de tête accompagnée souvent de douleurs au front; on a beaucoup de difficulté à avaler et à parler; la respiration est gênée, l'estomac douloureux, et l'on a des envies de vomir. Ces symptômes ne tardent pas à être suivis d'assoupissement.

On ordonne l'eau vinaigrée, la limonade ou l'eau de fleurs d'oranger avec du miel et du vinaigre.

Mancenillier. Le fruit du mancenillier donne un suc très-vénéneux, qui brûle les entrailles, et dont les sauvages se sont servis pour empoisonner leurs flèches. La pluie qui lave les feuilles et les branches de cet arbre fait lever des ampoules comme l'huile bouillante. On a vu des nègres avoir les mains et le visage enflés et brûlés pour avoir fendu une petite branche de cet arbre. On prétend même (ce qui mérite confirmation) que son ombre fait gonfler ceux qui s'y reposent.

Ivresse. Le vin, l'esprit-de-vin, les liqueurs spiritueuses, l'éther, etc., pris immodérément, déterminent l'ivresse : on peut même devenir ivre pour avoir respiré l'air chargé de vapeurs d'esprit-de-vin, par exemple, celui d'un endroit dans lequel se trouvent plusieurs tonneaux remplis de ce liquide et ouverts. Presque toujours les symptômes de l'ivresse, si généralement connus, se dissipent d'eux-mêmes au bout de dix, douze ou quinze heures; mais comme le contraire peut avoir lieu, et qu'alors la maladie présente du danger, nous croyons devoir indiquer les moyens de la combattre.

On commence par faire prendre deux ou trois grains d'*émétique* dissous dans un verre d'eau; on donne de l'eau chaude, et on chatouille le gosier pour favoriser le vomissement : lorsque le malade vomit, on lui fait boire, toutes les dix minutes, un demi-verre d'eau dans lequel on a mis une cuillerée de vinaigre ou du jus de citron; on administre un lavement purgatif préparé comme il a été dit § 57; on frotte tout le corps avec des linges imbibés de vinaigre. Si, malgré l'emploi de ces médicamens, l'assoupissement persiste ou augmente, et que le malade soit robuste, on pratique la saignée, ou mieux encore on met douze sangsues au cou.

Émanations des fleurs.

Les personnes qui habitent impunément des chambres remplies de fleurs odorantes auront de la peine à se persuader qu'il serait impossible à certains individus de rester pendant quelques minutes dans ces appartemens sans éprouver des symptômes fâcheux, tels que des maux de tête, des envies de vomir, des syncopes, des convulsions ou l'asphyxie: l'expérience prouve pourtant que le fait est exact. L'odeur de la rose, de l'œillet, du chèvre-feuille, etc., a quelquefois occasionné les accidens dont nous faisons mention. L'odeur qui se dégage en pilant l'ellébore noir et la coloquinte a produit, dans certaines circonstances, des effets purgatifs; enfin, les historiens rapportent des exemples de grands personnages empoisonnés par des gants parfumés, ou par des vapeurs qui s'exhalaient de certaines torches.

Traitement.

On sortira le malade de l'appartement où se trouvent les fleurs; on le placera au grand air; on lui fera respirer du vinaigre et on lui donnera de l'eau sucrée. S'il est asphyxié, on le traitera comme nous le dirons § 104. Sil a des convulsions, on lui donnera la potion anti-spasmodique décrite dans le § 7.

Du seigle ergoté.

Caractères. Le seigle éprouve quelquefois une maladie qui change sa forme, sa composition, et le rend vénéneux. Il se recouvre d'une écorce violette, se courbe et s'alonge en forme d'éperon ou de corne : on donne à celle-ci le nom d'*ergot*, et on dit que ce *seigle est ergoté*. Les grains ergotés se rompent facilement, et se cassent net en faisant un petit bruit comme une amande sèche. Lorsqu'ils sont réduits en poudre, ils ont une odeur désagréable, et une saveur âcre, semblable à celle du blé corrompu. Le pain contenant du seigle ergoté offre des taches ou des points de couleur violette; sa pâte a même quelquefois une teinte de la même couleur.

Effets produits par une petite quantité de seigle ergoté.

Lorsqu'on mange du pain dans lequel se trouve une petite quantité de seigle ergoté, on remarque les effets suivans (1): la maladie commence par une sensation incommode aux pieds, une sorte de fourmillement; bientôt se déclarent une vive

(1) Ces effets ont été décrits par J.-A. Srinc, d'après l'épidémie qui dévasta le pays de Wurtemberg, en Bohême, en 1736.

douleur d'estomac, des envies de vomir; les mains et la tête ne tardent pas à être affectées; les doigts sont tellement contractés, que l'homme le plus robuste peut à peine les redresser, et que les jointures sont comme luxées. Les malades poussent des cris aigus, et sont dévorés par un feu qui leur brûle les pieds et les mains. A la suite de ces douleurs, la tête devient lourde, le malade paraît ivre, les yeux se couvrent d'un nuage épais, au point que quelques individus deviennent aveugles ou voient les objets doubles; les facultés intellectuelles se dérangent, la manie, la mélancolie ou l'assoupissement se déclarent, l'ivresse augmente, le corps est renversé en arrière, et forme un arc dont la convexité est en avant; la bouche contient une écume presque sanguinolente, jaune ou verdâtre; la langue est souvent déchirée par la violence des convulsions; elle se gonfle quelquefois au point d'intercepter la voix, de gêner la respiration, et de produire une grande salivation. Ces symptômes sont suivis d'une faim canine, et il est rare que les malades aient de l'aversion pour les alimens; quelquefois, mais plus rarement, on observe des taches sur plusieurs parties du corps.

Effets produits par une grande quantité de seigle ergoté.

Lorsque le seigle ergoté a été pris en grande quantité, ou qu'on en fait usage pendant long-temps, la maladie débute par une douleur très-vive avec chaleur intolérable aux orteils. La douleur monte, s'empare du pied, et gagne la jambe. Le pied devient bientôt froid, pâle, puis livide. Le froid s'empare de la jambe, qui est très-douloureuse, et le pied est devenu insensible. Les douleurs sont plus vives la nuit que le jour; il y a de la soif, mais l'appétit se soutient, et le malade fait régulièrement ses fonctions. Il ne peut se mouvoir ni se soutenir sur ses pieds. Bientôt il paraît des taches violettes, des ampoules; la gangrène se montre avec toute son horreur, et monte jusqu'au genou. La jambe se détache de son articulation, et laisse voir une plaie vermeille, qui se ferme avec facilité, à moins que le malade, mal nourri, habitant un lieu froid et humide, couché dans un lit infecté de matière gangreneuse, ne pompe de nouveau des miasmes putrides. (Lettre de M. François au rédacteur de *la Gazette de Santé.*)

Traitement.

Si la maladie est légère, qu'il n'y ait qu'un peu de fièvre, de l'embarras dans la tête et quelques mouvemens convulsifs, on donnera quatre ou cinq cuillerées de la potion anti-spasmodique indiquée au § 7, et on fera boire de l'eau vinaigrée ou de l'eau dans laquelle on aura exprimé du jus de citron.

Si les douleurs, l'engourdissement et le froid qui leur succèdent annoncent l'approche de la gangrène sèche, on cherchera à la prévenir. On placera le malade dans un appartement sec et chaud, et dans un lit bien propre, dont on renouvellera fréquemment les couvertures,

Plusieurs médecins ont recommandé de faire prendre l'émétique lorsque la bouche est amère, la langue chargée, et les envies de vomir fréquentes. L'expérience prouve pourtant que ce médicament augmente l'irritation, et peut occasionner une diarrhée qui est toujours à craindre. Cependant, comme on est quelquefois obligé d'administrer un vomitif pour faire cesser les symptômes dont nous parlons, on doit avoir recours à l'ipécacuanha : alors on verse, sur un gros d'ipécacuanha, trois verres d'eau bouillante; dix minutes après, on passe la liqueur. Si le premier verre détermine des vomissemens abondans, on ne donne point les autres. On favorise l'effet de ce vomitif par l'eau tiède.

Dans le cas où le malade se plaindrait d'engourdissement et de froid aux membres, on lui ferait prendre des bains de jambes avec une décoction de plantes aromatiques, telles que la lavande, le romarin, la sauge, animée avec du vinaigre; au sortir du bain, on frotterait le pied et la jambe avec la main ou avec de la laine; on les couvrirait de compresses trempées dans l'infusion de fleurs de sureau ou d'oranger, à laquelle on ajouterait 15 ou 20 gouttes d'alcali volatil par verre. Ces compresses peuvent également être trempées dans la lessive de cendres ou dans la décoction suivante, dont on administre trois verres par jour au malade. On fait bouillir pendant demi-heure 4 onces de *quinquina* concassé dans un litre d'eau; au bout de ce temps, on ajoute demi-once de *sel ammoniac* et deux pincées de fleurs de *camomille;* on laisse refroidir et on passe. On peut encore donner avec succès une tisane d'infusion d'*arnica* ou de serpentaire de Virginie, édulcorée avec du sirop de vinaigre ou de l'oximel.

Si l'engourdissement et le froid persistent, on met de larges vésicatoires sur les endroits voisins des membres engourdis; enfin, si rien ne peut empêcher le développement de la gangrène, on applique plusieurs fois par jour sur les membres la fomentation suivante. On fait bouillir dans un litre d'eau 4 onces d'alun calciné, 3 onces de vitriol romain, une once de sel de cuisine; on réduit la liqueur jusqu'à moitié. Si la gangrène est tellement prononcée qu'il faille couper le membre, on attend que la nature ait établi une ligne de démarcation entre le vif et le mort, qui indique l'endroit où l'opération doit être faite.

L'amputation ne doit être pratiquée que dans le cas où la gangrène s'est arrêtée au milieu d'un membre, qu'elle a mutilé d'une manière irrégulière, en sorte que la partie saine deviendrait après la guérison un obstacle au mouvement; ou bien lorsque les parties gangrenées ne se séparent pas assez promptement, se pourrissent et infectent le malade.

QUATRIÈME CLASSE.

Poisons septiques ou putréfians.

Cette classe comprend les poisons suivans:

1° La vipère, et tous les animaux vénéneux dont la morsure ou la piqûre set accompagnée d'accidens plus ou moins graves.

2° Les animaux qui peuvent devenir funestes étant mangés.

3° La pustule maligne et la rage.

§ Ier.

Des animaux vénéneux dont la morsure ou la piqûre est accompagnée d'accidens plus ou moins graves.

Ces animaux sont :

La vipère (*vipera berus*).

La vipère naja (*cobra de capello*).

La vipère élégante de Daudin (*katuka rekula poda des Indiens*).

Le *rodroo pam* des Indiens.

Le *gedi paragoodoo* des Indiens.

Les *serpens à sonnettes*.

Plusieurs *insectes*, tels que le *scorpion*, les *araignées*, la *tarentule*, l'*abeille*, le *bourdon*, la *guêpe*, le *frelon*, le *taon* et la *mouche*.

Effets produits par les vipères et par les serpens à sonnettes.

73. Lorsqu'une partie du corps est mordue par l'un ou l'autre de ces animaux, on éprouve une douleur aiguë dans la partie blessée, qui ne tarde pas à se répandre dans tout le membre, et qui se propage même jusque dans l'intérieur du corps; l'enflure se manifeste; la tumeur est d'abord ferme et pâle, puis rougeâtre, livide et comme gangreneuse; elle augmente et gagne peu-à peu les parties voisines; les défaillances, les vomissemens et les mouvemens convulsifs surviennent et sont quelquefois suivis de jaunisse; l'estomac est tellement sensible, qu'il ne peut rien garder; le pouls est fréquent, petit, concentré, irrégulier; la respiration difficile; il y a sueurs froides et abondantes, trouble de la vue et des facultés intellectuelles. Le sang qui s'écoule d'abord de la plaie est souvent noirâtre; quelque temps après il en sort une humeur fétide; mais lorsque l'enflure est bien prononcée, les petits vaisseaux ne

permettent plus au sang de circuler; la peau qui les recouvre se refroidit, et le pouls est à peine sensible. Lorsque tous les symptômes énumérés ont acquis plus d'intensité, l'inflammation et la suppuration se manifestent dans les parties blessées, et quand l'abcès est très-considérable, le malade meurt.

Fontana avait avancé que la morsure de la vipère commune n'était jamais mortelle pour l'homme; ce fait n'est pas exact, car la vipère de Fontainebleau a souvent produit la mort.

Traitement de la morsure des vipères et des serpens.

74. On commencera par placer une ligature *légèrement serrée* immédiatement au-dessus de la morsure, et on ne se servira ni de ficelle ni d'autres liens trop minces qui irriteraient la peau; cette ligature ne sera pas continuée pendant long-temps, car elle augmenterait la teinte livide, et favoriserait le développement de la gangrène. On laissera saigner

la plaie, et même on la pressera doucement pour en retirer le venin. S'il est possible, on trempera pendant quelque temps la partie mordue dans l'eau tiède; on la pressera légèrement et on l'enveloppera d'un linge mouillé.

Si la maladie est grave, que l'enflure soit trop considérable, les douleurs très-vives, etc., on supprimera la ligature dont l'objet n'était que de retarder la circulation du sang en la gênant, et on se gardera bien de faire des incisions, des scarifications multipliées, qui aggravent souvent les accidens. On cautérisera la plaie avec le *fer rouge*, la *pierre infernale* ou la *pierre à cautère*, le *beurre d'antimoine*, etc.

Caustiques.

75. *Fer rouge.* On fera rougir jusqu'au *blanc* un morceau de fer plus large que la plaie, et on la brûlera; la douleur sera d'autant moindre et le succès d'autant plus sûr, que le fer sera plus chaud.

Pierre infernale. Ce caustique est

écrasé ou réduit en poudre, et appliqué sur toute la surface de la plaie; on le recouvre de charpie, on met un bandage serré, et au bout de cinq à six heures on lève l'appareil.

Pierre à cautère. On doit l'employer de la même manière que la précédente.

Beurre d'antimoine. Ce caustique, qui, après le fer rouge, doit être préféré aux autres, s'applique de la manière suivante : à l'extrémité d'un petit morceau de bois mince on attache un pinceau fait avec de la charpie effilée; on trempe celui-ci dans le beurre d'antimoine, et on l'applique sur toute la surface de la plaie; on recommence cette opération plusieurs fois, en ayant soin d'appuyer spécialement sur les parties que l'on veut cautériser avec plus de force; puis on fait un tampon de charpie; on l'applique sur la plaie, on entoure celle-ci de charpie, et on met un bandage.

L'*huile de vitriol*. Ce caustique est appliqué de la même manière que le précédent.

Le *caustique ammoniacal* de M. Gondret. On chauffe doucement dans un flacon à large ouverture demi-once de suif de chandelle et autant d'huile d'olives, ou d'amandes douces; on ajoute petit à petit une once d'alcali volatil, et on remue jusqu'à ce que le mélange soit solide. Alors on étend la pommade sur un linge d'une ou de deux lignes d'épaisseur; on l'applique sur la plaie; on le recouvre d'un bandage, et on le laisse pendant un quart-d'heure ou une demi-heure.

La *lessive des savonniers.* Non-seulement il faut nettoyer la plaie avec cette lessive, mais encore la recouvrir de charpie qui en est imprégnée; on la maintient à l'aide d'un bandage; et au bout de quatre ou cinq heures, on fait une nouvelle application.

Chaux vive et savon. On fait une pâte avec une once de savon tendre et autant de chaux vive réduite en poudre; on applique cette pâte de la même manière que le caustique de M. Gondret.

Moxa. Le moxa est un cylindre de toile rempli de coton; on le place sur la blessure; on met le feu à la partie supérieure, et on souffle jusqu'à ce qu'il soit entièrement consumé.

Huile bouillante. On peut cautériser la blessure avec de l'huile bouillante; mais il importe de ne l'appliquer qu'à l'aide d'un entonnoir que l'on appuie fortement sur les environs de la plaie, afin d'empêcher la cautérisation des parties environnantes.

Si, après avoir cautérisé avec l'un ou l'autre de ces caustiques, les accidens ne diminuent pas, on élargit la plaie avec un bistouri, et on cautérise de nouveau, mais plus profondément.

Suite du Traitement extérieur.

75 *bis.* On applique sur les parties engorgées voisines de la plaie, un mélange fait avec une partie d'alcali volatil et le double d'huile. Lorsque les principaux accidens sont bien diminués, on ôte le caustique et on le remplace par un linge imbibé d'huile d'olives, puis on frotte de temps en temps le membre avec la même huile, à laquelle on a ajouté

quelques gouttes d'alcali volatil. Enfin, bientôt après la plaie n'offre aucune espèce de danger, et doit être guérie avec de la charpie comme les plaies simples.

Traitement intérieur.

76. Ce traitement a pour objet de favoriser la transpiration et le sommeil. Immédiatement après l'accident et pendant que l'on s'occupe du traitement externe, on fera prendre au malade un verre d'eau de sureau où de fleurs d'oranger, dans lequel on versera six ou huit gouttes d'alcali volatil; on renouvellera cette boisson toutes les deux heures : on pourra aussi administrer un petit verre de vin de Madère ou de Xerez : le malade sera placé dans un lit bien couvert, et s'il transpire, on évitera de le refroidir. L'ipécacuanha ou l'émétique seront administrés comme nous l'avons dit § 61. Si des vomissemens bilieux ou la jaunisse se manifestaient, si la gangrène faisait des progrès, on donnerait la potion de quinquina indiquée page 145 en parlant

du seigle ergoté. Si au contraire l'intensité de la maladie diminuait, et que l'individu fût prêt à entrer en convalescence, on n'accorderait aucun aliment solide dans les premiers jours; on permettrait seulement deux ou trois soupes légères et peu copieuses.

77. Si la morsure n'a occasionné qu'une maladie légère, que l'enflure soit peu considérable, que le malade n'ait ni envies de vomir ni défaillances, on se borne à écarter les bords de la blessure avec précaution; on y verse une ou deux gouttes d'alcali volatil, puis on la recouvre d'une compresse mouillée avec le même alcali, et on la maintient à l'aide d'un bandage; on frotte légèrement le membre avec de l'huile d'olives tiède, et on l'enveloppe de linges trempés dans l'huile.

78. On fait prendre à l'intérieur, toutes les deux heures, une tasse d'eau de feuilles d'oranger, de fleurs de sureau ou de camomille, à laquelle on a ajouté cinq ou six gouttes d'alcali volatil.

Remède qui paraît très-efficace.

Plusieurs contrées de l'Amérique offrent une plante appelée *guaco*, dont les Indiens se servent pour se défendre contre la morsure des nombreux serpens qui infectent leur pays; ils avalent une ou deux cuillerées du suc de cette plante; ils en inoculent dans cinq ou six blessures qu'ils se font à dessein sur les côtés de la poitrine et entre les doigts : alors ils peuvent prendre impunément les serpens les plus venimeux, et si par hasard ils en sont mordus, la maladie disparaît aussitôt qu'ils en ont frotté la plaie avec les feuilles de la même plante.

Succès de l'arsenic dans cette maladie.

Plusieurs expériences et quelques observations tendent à prouver que la potion suivante est extrêmement utile dans la morsure dont nous nous occupons.

On fait bouillir pendant un quart-d'heure un grain d'arsenic blanc (deutoxide d'arsenic), un grain de potasse et trois cuillerées d'eau; on fait refroidir la liqueur et on ajoute une once et demie d'eau de menthe poivrée, dix gouttes de teinture d'opium et une demi-once de jus de citron. On donne cette potion en une fois, et on la répète à chaque demi-heure pendant quatre heures successives, si la maladie est grave; on fait prendre un lavement purgatif comme celui dont il a été fait mention § 57, et on frotte les parties souffrantes avec le liniment suivant :

Pr. Huile de térébenthine, demi-once.
Alcali volatil......... demi-once.
Huile d'olive......... une once et demie.

Du scorpion.

79. La piqûre des scorpions d'Europe est peu dangereuse; elle n'occasionne d'accidens graves que dans les pays méridionaux et pendant les fortes chaleurs de l'été; elle produit une tache rouge de la grandeur d'un centime, qui s'agrandit et noircit vers le milieu : le point noir

est celui de la piqûre : des douleurs, une inflammation plus ou moins considérable, de l'enflure, et quelquefois des pustules, des frissons, de la fièvre, de l'engourdissement, des vomissemens, le hoquet, un tremblement, etc., tels sont les symptômes qui surviennent.

Traitement.

80. On donnera à l'intérieur ce qui a été conseillé en parlant de la vipère. *Voyez* § 78. A l'extérieur on appliquera des cataplasmes faits avec de la farine de graine de lin et de l'eau de racine de guimauve, ou avec du lait et de la mie de pain; dans tous les cas, on arrosera ces cataplasmes avec dix ou douze gouttes d'alcali volatil.

De l'abeille, du bourdon, de la guêpe, du frelon, du taon, de la mouche, de la tarentule, de l'araignée et du cousin.

81. En général, la piqûre de ces insectes n'occasionne dans nos climats

qu'une douleur plus ou moins vive, de l'enflure et un peu de fièvre. Il suffit alors de frotter la partie piquée avec un mélange préparé, en agitant dans un flacon deux cuillerées d'huile d'amandes douces et une cuillerée d'alcali volatil. On donne à l'intérieur la boisson prescrite en parlant de la vipère, § 78.

Si l'insecte a sucé des plantes vénéneuses, des cadavres d'animaux morts de maladies pestilentielles, ou toute autre matière pourrie, ou bien qu'il appartienne à des climats très-chauds, les symptômes peuvent être beaucoup plus graves, plus ou moins semblables à ceux de la vipère (*voyez* § 73), et occasionner la mort; il faut alors cautériser la piqûre, et se conduire comme nous l'avons dit à l'article *Vipère*.

82. Dans le cas où la piqûre a été faite par l'abeille ou le bourdon, et qu'il s'est développé une petite tumeur dont le centre est dur et blanc, il faut, indépendamment des boissons recommandées en parlant de la vipère, chercher à enlever l'aiguillon, soit avec la pointe d'une

épinglé, soit avec de petites pinces : on est même quelquefois obligé, pour parvenir à l'extraire, de couper avec des ciseaux tout ce qui est en dehors de la plaie. Quand l'aiguillon est retiré, on lave la blessure avec de l'eau froide, et mieux encore avec de l'eau salée, puis on applique le liniment du § 75 *bis*, que l'on recouvre d'une compresse imbibée d'eau salée. On a également recours à ce liniment lors même que l'aiguillon n'a pas été retiré. Si l'on a été assailli par une troupe de cousins, que les piqûres soient très-nombreuses, et que la fièvre se manifeste, on fait coucher le malade, et on lui donne tous les quarts-d'heure une tasse d'infusion de feuilles d'oranger, à laquelle on ajoute quatre ou cinq gouttes d'alcali volatil.

Des animaux qui peuvent devenir funestes étant mangés.

83. La *daurade* ou le *dauphin*, le *congre*, le *scombre*, le *clupé cailleux tassart*, quelques autres poissons et les

moules peuvent occasionner, dans certaines circonstances, des accidens plus ou moins graves : on a même vu quelques-uns de ces poissons déterminer la mort. Si l'expérience prouve que les animaux dont nous parlons sont quelquefois vénéneux, elle démontre aussi qu'ils sont loin de l'être toujours et pour toutes les personnes. Tel individu qui les mangera impunément dans nos climats à toutes les saisons pourra en être incommodé dans les pays chauds, et surtout en été. Les moules qui, en général, servent d'aliment à des peuplades entières, incommoderont assez fortement une personne, tandis qu'elles ne produiront aucun effet nuisible sur d'autres qui en auront mangé.

Effets des poissons vénéneux.

La *daurade* a quelquefois occasionné un violent mal de tête, des envies de vomir, des taches vermeilles sur la peau, une démangeaison insupportable, et un resserrement de la poitrine.

Le *congre* a produit des tranchées, des vomissemens, des selles, des défaillances, des tiraillemens convulsifs, et la paralysie des membres. Les malades sentaient un goût cuivreux, et croyaient que leur gosier était déchiré.

Le *clupé cailleux tassart* (*clupœa thryssa*, de L.) a déterminé des convulsions horribles, l'inflammation de l'estomac, et la mort a eu lieu au bout d'une demi-heure.

Effets des moules.

Les *moules* ont souvent produit des frissons irréguliers, une douleur aiguë à l'estomac et à la tête, avec oppression et difficulté de respirer, des inquiétudes générales, la rougeur et le gonflement de la face et des paupières, des démangeaisons très-vives sur toutes les parties du corps, une éruption d'ampoules semblable à celle que produit la piqûre des orties, et qui paraît surtout à l'épaule, des convulsions et quelquefois un enchifrènement subit : on aurait dit que le malade était fortement enrhumé du cerveau. Enfin, dans quelques cas, fort rares à la vérité, ces symptômes ont été suivis de la mort.

Traitement de l'empoisonnement par les animaux qui ont été mangés.

84. On commence par donner un émétique. *Voyez* § 61. S'il y a déjà longtemps que le poisson a été avalé, on administre un purgatif et un lavement de même nature. *Voyez* § 57. Immédiatement après l'effet de ces remèdes, on fait prendre des morceaux de sucre, sur lesquels on a mis vingt ou vingt-cinq gouttes d'*éther*; on administre quelques cuillerées de la potion anti-spasmodique indiquée § 7, et on donne pour boisson habituelle de l'eau contenant par chaque verre deux cuillerées de vinaigre ou le jus d'un citron. Si les douleurs d'estomac persistent, sont très-vives, et qu'il y ait de la fièvre, on applique dix ou douze sangsues sur le bas-ventre.

De la pustule maligne ou du bouton malin, du charbon malin, de la puce maligne.

Causes.

85. Les bouchers, les tanneurs, les fermiers, les vétérinaires, les bergers, et tous les ouvriers qui manient la laine ou la peau des animaux morts parce qu'il s'est développé chez eux un *virus putréfiant* ou *septique*, sont sujets à contracter la *pustule maligne*, s'ils n'ont pas la précaution de se laver sur-le-champ et avec soin toutes les parties touchées par ces matières corrompues. L'eau mêlée de vinaigre, la lessive de cendres, et surtout de l'eau dans laquelle on a délayé de la chaux, sont les liquides avec lesquels on doit se laver.

La maladie dont nous parlons se développe principalement dans les temps chauds et humides, chez les animaux qui vivent dans les endroits bas et marécageux, et qui se nourrissent de pâturages qui ont été rapidement desséchés par le soleil, après avoir été mouillés, ou de fourrages vasés et chargés d'insectes pourris. Ces animaux éprouvent alors une fièvre gangreneuse, ou d'autres maladies aiguës; leur peau présente des boutons charbonneux; leur sang et leurs chairs sont comme pourris, et ne peuvent, en général, toucher à l'homme sans l'infecter, en lui communiquant le charbon. Il faut cependant noter que, dans certaines circonstances, la pustule maligne n'est point contagieuse.

Symptômes de la pustule maligne.

86. On distingue deux variétés de pustule maligne, la *proéminente* et la *déprimée.*

Variété proéminente. — Première période (1). Démangeaison incommode, mais légère, sur un point très-circons-

(1) La description de cette variété ayant été donnée avec la plus grande exactitude, par M. le professeur Chaussier et par M. Énaux, nous avons cru ne pouvoir mieux faire que de la leur emprunter.

crit, sans rougeur, ni chaleur, ni tension à la peau; picotement vif, mais passager; peu à peu l'épiderme se détache et forme une ampoule séreuse de la grosseur d'un grain de millet, mais qui bientôt après s'accroît et devient brunâtre; la démangeaison revient de temps en temps, le malade gratte et rompt l'ampoule qui recouvre le foyer du mal; il s'échappe une ou deux gouttes de sérosité roussâtre; la démangeaison cesse pendant quelques heures.

Deuxième période. Il se forme une petite tumeur mobile, dure, circonscrite, aplatie, ayant ordinairement la forme et le volume d'une lentille. La couleur de la peau n'est point encore altérée : seulement, dans le centre et sous la première ampoule, elle est ordinairement citronnée, livide et comme gangreneuse; les démangeaisons deviennent plus vives, plus fréquentes, et sont accompagnées d'un sentiment de chaleur, d'érosion et de cuisson : alors le tissu de la peau s'engorge, sa surface paraît tendue et luisante; le corps muqueux se gonfle, et forme autour du point central une sorte de cercle plus ou moins large et saillant, tantôt pâle, tantôt rougeâtre ou livide, tantôt orangé ou nuancé de différentes couleurs, mais toujours superficiel, et parsemé de petites ampoules isolées qui ne tardent pas à se réunir, et qui sont pleines d'une sérosité roussâtre.

Le tubercule central qui forme la tumeur primitive change de couleur; devient brunâtre, très-dur et insensible: c'est un point gangreneux qui prend tout-à-coup un nouvel accroissement. Cette période, qui dure ordinairement quelques heures, marche quelquefois beaucoup plus lentement, et dure plusieurs jours.

Troisième période. Le mal ne se borne pas à l'épaisseur de la peau; il pénètre peu à peu dans le tissu cellulaire: alors les progrès sont rapides; le centre de la tumeur devient plus dur, plus profond et entièrement noir; le point gangreneux s'étend peu à peu; le cercle d'ampoules qui l'environne toujours annonce et précède les progrès de la mortification. Ce cercle s'avance, s'élargit par degrés; quelquefois il s'élève en saillie, et forme autour du noyau primitif une espèce de bourrelet qui le fait paraître enfoncé, et qui produit une seconde tumeur compacte, mais moins dure et encore sensible. Il survient en même temps un gonflement considérable qui s'étend souvent fort au loin : c'est une espèce d'enflure élastique et rénitente, qui fait éprouver un sentiment d'étranglement et d'engourdissement dans la partie : la gangrène fait en même temps des progrès dans le tissu cellulaire. Chez un sujet fort et robuste, dont le traitement méthodique a été commencé de bonne heure, cette troisième période dure quatre à cinq jours : d'abord le mal s'arrête, l'enflure perd peu à peu cet état de tension et d'emphysème qui caractérisait l'irritation; le cercle d'ampoules prend une couleur plus animée; on y reconnaît le caractère de l'inflammation vraie; le malade y sent une chaleur douce, des pulsations réitérées; la gangrène se borne; un cercle rouge environne la tumeur; il s'y établit une suppuration abondante, qui dégorge le tissu cellulaire, détache l'escarre, et termine ainsi la maladie; tandis que chez les personnes faibles, elle fait des progrès rapides, et l'infection devient générale.

Quatrième période. Lorsque la maladie a attaqué successivement le corps muqueux, la peau et le tissu cellulaire, le pouls se concentre, il est plus ou moins fréquent et inégal; la peau est sèche, la langue aride et brunâtre; la chaleur paraît modérée, et cependant le malade sent un feu intérieur qui le dévore; il demande souvent à boire, et rien n'apaise sa soif; il est toujours dans un état d'accablement; il éprouve des faiblesses, des envies de vomir, des douleurs d'estomac, quelquefois aiguës; dans certains cas la respiration est courte et entrecoupée par des sanglots et des soupirs; l'urine est rare, épaisse et briquetée; rarement on voit survenir la diarrhée, des sueurs colliquatives, des hémorrhagies. Si le mal parvient à son terme, la raison s'égare, et le malade tombe dans un délire obscur ; tous les accidens locaux augmentent d'intensité, l'enflure devient énorme, et il périt dans un état gangreneux, en répandant l'odeur la plus fétide. (Énaux et Chaussier, p. 184—192.)

Variété déprimée. Elle commence par une démangeaison assez forte qui dure plusieurs jours : le deuxième jour, il se produit un point noir semblable à la morsure de la puce. Dès le lendemain il se manifeste des ampoules circonscrites et régulières, de la douleur, de la chaleur, et un sentiment d'engourdissement dans la partie du membre située au-dessous de l'éruption ; le malade éprouve des défaillances, des envies de vomir; le pouls est concentré. Les ampoules se rompent; il en sort une sérosité roussâtre; on voit au-dessous une portion de peau qui est noire, comme charbonnée, et qui adhère peu aux parties soujacentes; il y a peu de gonflement ; cependant il en existe quelquefois. Le cinquième jour, les angoisses et les défaillances sont très-fréquentes. Le sixième jour, le malade a le délire; l'enflure locale et l'état gangreneux sont trés-prononcés, enfin la mort arrive. Cette variété a été décrite par M. Davy la Chevrie; elle est plus dangereuse que la précédente.

Traitement de la pustule maligne.

87. Dans le traitement de la pustule maligne, il ne s'agit que de circonscrire, dans le plus petit espace possible, cette petite tumeur, ce foyer gangreneux, qui a la plus grande tendance à se propager aux parties environnantes; on emploie à cet effet, et avec le plus grand succès, les scarifications et surtout les caustiques. Les remèdes internes ne sont pas toujours nécessaires.

Scarifications. Les *scarifications* ou les petites incisions faites avec une lancette ou un bistouri, ne suffisent pas pour guérir la maladie, mais elles sont utiles, parce qu'elles favorisent l'action des autres remèdes. Elles ne doivent être ni trop superficielles ni trop profondes; elles doivent comprendre toute la partie mortifiée, mais ne pas pénétrer au-delà des chairs mourantes.

Caustiques. Le beurre d'antimoine, l'huile de vitriol, la pierre infernale et le fer rouge, sont, parmi les caustiques, ceux que l'on doit employer de préférence. Mais comme leur emploi, ainsi que celui des scarifications, doit être modifié suivant les circonstances, nous allons développer le traitement des différens cas qui peuvent se présenter.

Premier cas. Si la maladie est encore à sa première période (*voyez* page 165), on coupe l'ampoule, on essuie la sérosité, on roule entre les doigts de la charpie, on en fait un petit tampon serré de la grosseur d'un pois, on l'imbibe de beurre d'antimoine, d'huile de vitriol, etc.; on le met sur le centre de l'ampoule, et on le maintient en l'entourant de charpie sèche et en le recouvrant d'un emplâtre adhésif et d'un bandage convenable.

Au bout de cinq ou six heures, on lève l'appareil, et on trouve une escarre sèche, dure, sur laquelle on met un plumasseau de charpie, couvert du digestif animé dont nous donnons la composition § 89. Le lendemain, on renouvelle le pansement avec le même digestif s'il n'y a point de dureté, ni de cercle d'ampoules, ni de douleurs vives; car il est évident que le caustique a suffi pour borner les progrès du mal. On continue tous les jours ce pansement jusqu'à la chute de l'escarre; lorsque celle-ci est tombée, on panse avec de la charpie sèche que l'on a trempée dans une légère dissolution d'alun, dans l'eau de chaux, etc.

Second cas. On a recours aux *scarifications* si, après l'application du caustique, il se forme autour de l'escarre une tumeur dure, un cercle d'ampoules; et si l'enflure devient considérable, on ouvre l'escarre avec la pointe d'un bistouri, on la partage en plusieurs portions, et on étend la section un peu au-delà dans les chairs mourantes, en évitant de couper les chairs vives; on enlève quelques morceaux de l'escarre avec des ciseaux; on absorbe avec de la charpie les sucs stagnans dans le fond; enfin on porte dans le fond de la plaie et dans tout son contour, un petit pinceau de toile effilée, chargé d'un caustique liquide (*voy*. § 75); on y place quelques petits tampons de charpie trempés dans le même caustique, et on recouvre le tout de charpie sèche, de compresses et d'un bandage. On lève l'appareil au bout de quelques heures, et on panse la plaie avec le digestif animé (*voyez* § 89); les jours suivans on lave la plaie avec un mélange d'eau légèrement salée et d'eau-de-vie, ou avec le *collyre de Lanfranc* (*voyez* § 90); puis on panse avec le digestif animé, et on applique des compresses imbibées d'une décoction résolutive (*voyez* § 91). Les pansemens sont renouvelés toutes les douze heures, jusqu'à ce que l'on aperçoive une ligne de démarcation entre le mort et le vif; enfin, s'il est nécessaire, on fait usage des remèdes internes dont nous parlerons § 88.

Troisième cas. Si l'on n'est appelé que vers la fin de la troisième période, lorsque l'escarre qui forme le centre de la tumeur est dure comme du cuir et l'enflure très-considérable, on doit diviser tout le noyau infecté, multiplier les incisions, si on le juge convenable, détacher et enlever tous les morceaux de l'escarre qui pourraient s'opposer à l'action du caustique, dont on doit faire l'application comme nous venons de le prescrire. Le premier pansement se fait en mettant sur l'escarre le plumasseau trempé dans le digestif stimulant, en appliquant par-dessus un linge sur lequel on a étendu le liniment camphré décrit § 92, et en recouvrant le membre de compresses imprégnées de la décoction anti-putride du § 93. Les pansemens doivent être renouvelés toutes les douze heures, jusqu'à ce que l'escarre soit tombée. Alors la plaie devient simple, et doit être pansée avec de la charpie sèche ou trempée dans une eau vulnéraire.

Quatrième cas. Si la pustule maligne est à sa quatrième période, que l'escarre soit sèche et compacte, et que tout annonce que les parties environnantes tombent dans une gangrène humide, on doit commencer par faire des scarifications, mais avec ménagement, crainte de donner lieu à une hémorrhagie abondante qui épuiserait le malade; on applique ensuite le caustique, et on choisit de préférence l'acide hydro-chlorique ou l'esprit de sel concentré (que l'on emploie comme le beurre d'antimoine, *voy.* § 75) ou la pierre infernale. On porte celle-ci sur tous les points de la surface de la plaie; on l'appuie principalement sur ceux que l'on a scarifiés, et sur les parties les plus affectées. Alors on applique une sorte de cataplasme fait avec de la poudre de quinquina et de l'eau-de-vie camphrée; on le recouvre avec un linge fin enduit du liniment camphré du § 92, et avec des compresses trempées dans la décoction anti-putride, § 93. Ce cataplasme doit être renouvelé toutes les six heures jusqu'à ce que les chairs s'animent et annoncent la séparation de l'escarre : dès ce moment, on panse avec un plumasseau de charpie enduit du digestif animé § 89, ou trempé dans le collyre de *Lanfranc*. Dans le cas où l'escarre serait molle et putride, il vaudrait mieux supprimer l'eau-de-vie camphrée, continuer l'application du quinquina, et faire des lotions avec la décoction anti-putride: on devrait également faire usage du traitement interne ci-après.

On recommence les scarifications, les cautérisations des chairs mourantes par l'esprit de sel (acide hydro-chlorique), si la gangrène fait de nouveaux progrès, et on insiste principalement sur l'emploi des remèdes internes. Si l'escarre se détache, on panse la plaie avec de la charpie, comme si elle était simple.

Traitement interne.

88. La diète, de l'eau vinaigrée ou de la limonade, suffisent ordinairement pendant la première et la seconde période de la maladie.

Dans la troisième période, si le pouls est petit, serré, tremblant, accompagné de soubresauts, si l'enflure est dure et compacte, on donne un opiat fait avec du quinquina et du camphre, *voy.* § 94;

tandis qu'il faut administrer la décoction de quinquina acidulé du § 95, si le pouls est lâche, l'enflure étendue, souple, pâteuse, séreuse, et l'escarre humide et peu compacte. Le malade doit observer le régime le plus sévère; il ne doit prendre que des bouillons faits au gruau de riz, d'orge ou de l'eau panée; le vin vieux ou la bière récente coupés avec moitié d'eau, et la limonade, sont également utiles.

On administre 2 grains d'*émétique* dissous dans un verre d'eau, si le malade a des envies de vomir, si la langue est blanche, chargée d'un limon épais, mais *molle* et *humide*, enfin, si l'urine offre un dépôt jaunâtre; on se garderait bien de faire prendre l'*émétique* si la langue était *sèche*, *aride*, *rouge* ou couverte d'une croûte noire et écailleuse, et l'urine crue. Les envies de vomir que le malade éprouve dans ce cas dépendent d'une irritation, et on doit avoir recours sur-le-champ à la décoction anti-putride et acidulée du § 95.

Préparations des remèdes employés pour guérir la pustule maligne.

89. *Digestif animé.*

Miel blanc et mieux encore miel rosat.. 1 once.
Verdet en poudre très-fine........... 2 gros.
Myrrhe en poudre.................... 1 gros.
Un jaune d'œuf.

On mêle exactement ces matières dans un mortier de cuivre, et il en résulte un onguent qui durcit l'escarre et ranime les chairs. On peut le rendre plus actif en augmentant la dose de verdet; on y ajoute quelquefois deux gros d'essence de térébenthine : c'est lorsque l'escarre est spongieuse et tend à la dissolution putride.

90. *Collyre de Lanfranc.*

Vin blanc........................ 18 onces.
Orpin préparé..................... 2 gros.
Vert-de-gris...................... 4 gros.
Myrrhe........................... 48 grains.
Aloès............................ 48 grains.

On réduit ces substances en poudre

dans un mortier, et on y ajoute peu à peu le vin blanc. Nous avons indiqué les cas où ce collyre convient.

91. *Décoction résolutive.*

On fait bouillir dans un litre d'eau quelques pincées de l'une ou l'autre des matières suivantes : fleurs de sureau, de millepertuis, de camomille; sommités de millefeuille, tiges de scordium, ou de menthe : on ajoute le quart d'eau-de-vie camphrée, deux onces de sel de cuisine ou de tartre vitriolé (sulfate de potasse) : on doit éviter l'emploi du sel ammoniac et du tartre.

92. *Liniment camphré.*

Camphre............................ 1 once.
Deux jaunes d'œufs.

On broie ces deux substances dans un mortier, et on ajoute *deux onces de miel blanc*, que l'on mêle exactement.

93. *Décoction anti-putride.*

Quinquina.................................. 1 once.
Eau-de-vie camphrée.................. 4 onces.
Sel marin................................. ½ once.

On fait bouillir le quinquina dans un demi-litre d'eau, et on y ajoute les deux autres substances.

94. *Opiat.*

Quinquina en poudre fine.......... 1 once.
Camphre.................................. 1 gros.
Sirop de limon.
Un jaune d'œuf.

On délaye le camphre dans le jaune d'œuf; on ajoute peu à peu le quinquina, et assez de sirop de limon pour faire un opiat, que l'on divise en huit parties égales : on donne une de ces doses toutes les trois heures.

95. *Décoction de quinquina acidulée.*

On fait bouillir une once de quinquina concassé dans une livre et demie d'eau;

on réduit à une livre; on passe à travers un linge; on ajoute deux onces de sirop de limon et quelques gouttes d'acide *sulfurique* (acide vitriolique, huile de vitriol) : il faut mettre l'acide goutte à goutte, et jusqu'à ce que la liqueur ait une acidité agréable. On donne un verre de cette boisson toutes les trois heures, et même plus souvent si les symptômes de putridité sont très-prononcés.

Morsures des animaux enragés.

96. Il est parfaitement démontré que l'homme, les chevaux, les mulets, les ânes, les bœufs, les cochons, et plus souvent encore les renards, les loups, les chats et les chiens, deviennent enragés *sans avoir été mordus*. Plusieurs causes peuvent développer cette affreuse maladie; mais, en général, on l'observe principalement dans les étés brûlans et les hivers rigoureux.

Presque toujours la rage est communiquée par la morsure d'un animal qui en est affecté; cependant elle peut avoir été déterminée par l'application de la salive ou de la bave d'un animal enragé sur les lèvres et sur les plaies.

Signes de la rage chez les chiens.

Suivant MM. Énaux et Chaussier, le chien qui commence à être enragé est malade, languissant, plus triste qu'à l'ordinaire; il aime l'obscurité; il reste dans un coin; il n'aboie plus, mais il grogne sans cesse contre les étrangers et sans cause apparente; il refuse les alimens et les boissons; sa démarche est vacillante et semblable à celle d'un homme qui serait presque endormi. Au bout de deux ou trois jours, il fuit de tous côtés; il marche comme un ivrogne: aussi tombe-t-il souvent. Le poil est hérissé, l'œil hagard, fixe, brillant; la tête basse, la gueule béante et pleine d'une bave écumeuse, la langue pendante, la queue serrée; il a l'horreur de l'eau; ce liquide semble même redoubler ses maux; il éprouve de temps à autre des accès de fureur, et il cherche à mordre tous les objets qui se présentent, sans excepter son maître. La lumière et les couleurs vives augmentent également sa fureur. Au bout de trente ou trente-six heures il meurt dans des convulsions.

Il est évident que l'on doit chercher à le tuer dès le moment que l'on s'aperçoit qu'il est enragé, ou du moins à l'attacher et à l'enfermer.

Le cadavre se pourrit avec la plus grande promptitude, et répand une odeur infecte; il importe de ne point le laisser à l'air afin qu'il ne soit pas dévoré par des animaux affamés qui pourraient devenir enragés. On doit l'enterrer très-profondément, et laver avec de l'eau dans laquelle on a délayé de la chaux vive, les murs et toutes les parties où il a été renfermé, ainsi que les instrumens employés pour lui donner des alimens. La personne qui aura touché le cadavre aura soin de laver ses mains avec du vinaigre.

Traitement de la rage.

97. Une personne mordue par un animal enragé n'éprouve guère les symptômes de la rage avant le trentième ou le quarantième jour. Il faut cependant la secourir immédiatement après l'accident.

1° On déshabillera le malade et on mettra ses vêtemens dans l'eau, pour prévenir la contagion, dans le cas où ils auraient touché la bave. 2° Si la morsure est *récente*, on la laissera saigner, et on la pressera dans tous les sens pour faciliter l'écoulement du sang : alors on la lavera avec de l'eau, et mieux encore avec de l'eau tiède dans laquelle on aura fait fondre du sel ou du savon. Si la morsure est petite ou profonde, on l'agrandira à l'aide d'un bistouri et on la pressera : cette opération deviendra inutile si l'épiderme seul a été enlevé. Il faut faire attention que souvent les blessures paraissent superficielles, quoique le venin ait pénétré profondément. 3° On lavera la plaie; on choisira un linge un peu rude afin de l'irriter et d'en exprimer le sang; il serait même utile, pour remplir ce but, d'y appliquer une ventouse. 4° On cautérisera les blessures et même les *écorchures* avec l'un ou l'autre des caustiques indiqués § 75 : cependant on préférera le fer rouge-blanc, le beurre d'antimoine ou l'huile de vitriol. La cautérisation doit être exacte et profonde; si elle est légère, elle ne suffit pas pour prévenir la rage : on n'a rien à craindre de trop cautériser. Si les blessures sont nombreuses, il faut les cautériser successivement, en laissant un jour d'intervalle, et en commençant par celles de la tête et du visage. 5° Six ou sept heures après avoir cautérisé, on applique sur l'escarre un large vésicatoire dont la composition est indiquée § 100; on le laisse pendant douze heures, puis on l'enlève, et on coupe l'épiderme avec la pointe du bistouri; on panse deux fois par jour avec une feuille de poirée sur laquelle on a mis du beurre ou du cérat adoucissant. (*Voy:* § 101.) 6° Lorsque l'escarre tombe, ce qui a lieu du cinquième au huitième jour, on cherche à cicatriser la plaie, si toutefois l'on s'aperçoit que la cautérisation ait été plus profonde que la plaie faite par la dent de l'animal : si le contraire a lieu, on doit cautériser de nouveau, et lorsque la seconde escarre est tombée, on entretient la suppuration pendant quarante ou cinquante jours : à cet effet, on met dans la plaie un pois, une fève, ou, ce qui est préférable, un morceau de racine d'iris, d'aristoloche, de gentiane, et on la panse avec la pommade vésicatoire du § 100 *bis*.

Précautions à prendre.

98. Si la blessure est à la *tête*, on doit raser tous les cheveux, afin d'apercevoir et de cautériser les diverses parties mordues. Si le gonflement et l'inflammation de la tête succédaient à la cautérisation, il faudrait faire usage de fomentations émollientes et résolutives, et panser la plaie comme si elle était simple.

La morsure des *lèvres*, des *joues* et des *paupières* doit être profondément brûlée, et on doit y entretenir long-temps la suppuration. La cautérisation des paupières demande quelques précautions : on doit les soulever pour les éloigner de l'œil, et brûler les bords de la morsure à l'aide d'un petit pinceau trempé dans un caustique. Si la bave de l'animal enragé avait touché le globe de l'œil, il faudrait y passer légèrement le pinceau imbibé de caustique; il n'y aurait d'autre inconvénient que celui de donner lieu à une légère inflammation et à un larmoiement plus ou moins considérable : dans ce cas, on laverait l'œil avec de l'eau, dans laquelle on aurait fait bouillir de la graine de lin, de la racine de guimauve ou de la gomme, et à laquelle on ajouterait quelques gouttes de laudanum liquide de Sydenham. Si la plaie était dans la bouche, on ferait laver celle-ci avec de l'eau et du vinaigre, puis on cautériserait la morsure avec le *fer* rouge : les caustiques liquides auraient l'inconvénient de se mêler avec la salive, et d'étendre leur action sur des parties saines plus ou moins importantes.

Lorsque la morsure est voisine d'une artère, et, dans ce cas, on voit un battement plus ou moins considérable, ou on le sent en appuyant l'extrémité du doigt sur la plaie, on se borne à toucher légèrement toute sa surface avec un pinceau imbibé de beurre d'antimoine : par ce moyen on évite d'entamer l'artère, et par conséquent on ne craint pas l'hémorrhagie qui, sans cette précaution, aurait lieu à la chute de l'escarre. Il y aurait du danger à cautériser la morsure comme nous venons de le dire, si l'artère, au lieu d'être recouverte de quelques portions de muscle ou de tissu cellulaire, était à nu : alors on devrait se contenter de mettre sur la plaie une petite quantité de poudre de cantharides ou de quelque onguent âcre.

Si la morsure est *ancienne*, que la plaie soit déjà cicatrisée, et que l'on ait la certitude que l'animal est enragé, il *faut ouvrir la plaie sans délai, à l'aide d'un bistouri, la brûler et la faire suppurer*. (Énaux et Chaussier.)

Emploi du chlore.

M. Brugnatelli a rapporté plusieurs faits qui tendent à prouver que le *chlore* (acide muriatique oxigéné) mis sur les blessures des animaux enragés, empêche la rage de se manifester. Long-temps avant, Cluzel avait annoncé que le même remède, pris intérieurement, avait sauvé plusieurs personnes mordues par un loup enragé. En attendant que l'expérience prononce sur les avantages de ce médicament, il est de la plus haute importance de continuer à brûler les plaies, comme nous venons de le prescrire.

Traitement interne de la morsure des animaux enragés.

99. Pendant les premiers jours, on favorise la transpiration à l'aide de la boisson indiquée § 76, en parlant de la vipère ; ce n'est que dans le cas où la plaie est très-enflammée et douloureuse qu'on remplace cette boisson par une décoc-

tion de guimauve, de graine de lin, ou par la poudre de Dower, § 101 *bis*. On saigne le malade si le pouls est dur et plein. L'émétique et les purgatifs sont administrés si l'estomac est chargé, la langue recouverte d'une couche jaune et la bouche pâteuse. On prescrit des alimens doux, faciles à digérer et un exercice modéré. Le régime est plus sévère si le malade a de la fièvre.

Formules des remèdes employés dans le traitement de la rage.

Emplâtre vésicatoire.

100. On fait fondre à un feu doux :

Cire jaune	4 onces.
Térébenthine	6 gros.
Huile d'olives	1 once 2 gros.

On retire la masse du feu, et lorsqu'elle commence à se refroidir, on y ajoute :

Cantharides parfaitement pulvérisées,	3 onces.
Mastic	2 gros.

Cet *emplâtre* peut être remplacé par

les suivans : 1° on mêle trois gros de cantharides avec une once d'emplâtre *diachylum*; 2° on incorpore six gros de cantharides réduites en poudre fine dans une pâte épaisse préparée avec de la mie de pain et du vinaigre très-fort : on l'étend sur un morceau de linge.

100 *bis*. *Pommade vésicatoire*.

On mêle :

Cantharides finement pulvérisées......	½ gros.
Cérat, basilicum, ou quelqu'autre onguent gras....................	1 once.

101. *Cérat adoucissant*.

On fait fondre à un feu doux :

Cire blanche....................	1 once.
Huile d'olives....................	2 onces.
Blanc de baleine..................	2 onces.

101 *bis*. *Poudre de Dower*.

On réduit en poudre fine :

Sulfate de potasse................	4 parties.
Nitrate de potasse................	4 parties.

On les fait fondre dans un creuset; on

les coule dans un mortier de fer; aussitôt que la masse est refroidie, on ajoute :

Extrait d'opium très-sec, réduit en poudre fine	1 partie.
Racine d'ipécacuanha	1 partie.
Idem, de réglisse	1 partie.

On réduit le tout en poudre fine.

Tous les soirs on en donne depuis douze jusqu'à vingt-quatre grains dans du miel.

Traitement du bétail.

Les bœufs, les veaux, les moutons, les chevaux, mordus par un animal enragé, éprouvent à peu près les mêmes symptômes que l'homme, mais avec beaucoup plus de rapidité.

Si la morsure a été faite à la queue ou à l'oreille, il faut couper ces parties et cautériser la plaie saignante avec le fer rouge; ensuite on pansera avec le digestif térébenthiné de la page 194.

Lorsque les morsures ont été faites dans un endroit qui ne peut pas être enlevé, on coupe le poil, on lave les blessures, on les agrandit avec un bistouri, ou les cautérise profondément, et on les panse avec le même onguent digestif térébenthiné; on anime de temps en temps les plaies avec la poudre de cantharides ou avec la pierre à cautère, et on ne les laisse fermer qu'au bout de quelques semaines.

L'animal doit être séparé des autres, et la personne qui le panse ne doit pas oublier de laver ses mains avec de l'eau contenant du savon ou du vinaigre. Il faut également avoir soin de ne pas le dépouiller dans le cas où il mourrait enragé, dans la crainte de gagner la maladie.

Onguent digestif térébenthiné.

On mêle :

Térébenthine......................	2 onces.
Huile d'olives......................	2 onces.
Deux jaunes d'œuf.	

Et ce n'est qu'autant que l'on veut activer la suppuration que l'on ajoute un demi-gros de pierre à cautère pulvérisée (potasse à la chaux).

ASPHYXIES.

Nous croyons devoir nous occuper des asphyxies suivantes :

1° Asphyxie par la vapeur du charbon.

2° Asphyxie par la vapeur des fours à chaux, des cuves de raisin, des vins ou d'autres liquides en fermentation. Asphyxie des marais, des mines de charbon de terre.

3° Asphixie des fosses d'aisance, des puisards, des égoûts.

4° Asphyxie par défaut d'air respirable.

5° Asphyxie par submersion ou des *noyés*.

6° Asphyxie par strangulation ou des *pendus*.

7° Asphyxie par le froid.

8° Asphyxie par la chaleur.

9° Asphyxie des nouveau-nés.

De l'Asphyxie par la vapeur du charbon.

102. *Signes*. Les personnes asphyxiées

par la vapeur du charbon éprouvent une grande pesanteur de tête, des tintemens d'oreille intolérables, une grande disposition au sommeil, la diminution des forces, et leur chute inévitable. A ces symptômes se joignent le trouble de la vue, des douleurs de tête atroces, une grande gêne dans la respiration, des battemens de cœur violens qui ne tardent pas à être suivis de la suspension de la respiration et de la circulation; les sens n'exercent plus leurs fonctions; la sensibilité paraît éteinte; l'abattement est extrême, le mouvement nul, en sorte que l'individu paraît mort; les membres sont tantôt flexibles, tantôt roides et contournés; la chaleur est comme dans l'état naturel; la face est quelquefois rouge ou violette; d'autres fois elle est pâle et très-plombée; dans certaines circonstances les excrémens et l'urine sortent involontairement. Il arrive quelquefois que l'on n'observe qu'un certain nombre des symptômes que nous venons d'énumérer.

Traitement de l'Asphyxie par la vapeur du charbon.

103. 1° On commencera par exposer la personne asphyxiée au grand air, sans craindre le froid, qui ne peut jamais lui être contraire; on la déshabillera et on la couchera sur le dos, la tête et la poitrine un peu plus élevées que le reste du corps, pour faciliter la respiration.

2° On se gardera bien de *placer l'asphyxié dans un lit chaud, et de lui donner des fumigations de tabac par le fondement.*

3° On lui administrera du vinaigre affaibli avec trois parties d'eau ou de l'eau contenant du jus de citron, et en même temps on fera sur tout le corps, et principalement sur le visage et la poitrine, des aspersions d'eau vinaigrée froide; on frottera le corps avec des linges trempés dans la même liqueur, dans de l'eau-de-vie camphrée, l'eau de Cologne, ou tout autre liquide spiritueux. Au bout de trois ou quatre minutes, on essuiera les parties mouillées avec des serviettes chaudes, et deux ou trois minutes après, on recommencera les aspersions et les frictions avec l'eau vinaigrée froide. Ces moyens doivent être employés avec persévérance.

4° On irritera la plante des pieds, la paume des mains et tout le trajet de l'épine du dos, avec une forte brosse de crin.

5° On administrera un lavement d'eau froide mêlée avec un tiers de vinaigre; quelques minutes après, on en donnera un autre préparé avec de l'eau froide, 2 ou 3 onces de sel de cuisine, et une once de sel d'Epsom (sulfate de magnésie).

6° On promènera sous le nez des allumettes bien soufrées que l'on allumera, afin d'irriter l'intérieur de cet organe, ou bien on fera flairer de l'alcali volatil (1) ou de l'eau de la reine de Hongrie:

---

(1) On se gardera bien de laisser pendant long-temps sous le nez le flacon contenant l'alcali volatil concentré. (*Voy.* §-11.)

on pourra encore irriter le nez en remuant doucement dans les narines un petit rouleau de papier ou la barbe d'une plume.

7° On insufflera de l'air dans les poumons à l'aide du procédé que nous allons décrire.

8° Si, malgré l'emploi de ces moyens, l'asphyxié continue à être plongé dans un grand état d'assoupissement, qu'il conserve de la chaleur, que le visage soit rouge, les lèvres gonflées et les yeux saillans, on le saignera du pied; et mieux encore de la jugulaire. Ce moyen est préférable à l'émétique, dont on a quelquefois fait usage en pareil cas, et qui a été plutôt nuisible qu'utile.

9° Lorsque l'asphyxié sera entièrement rappelé à la vie, on le couchera dans un lit chaud, placé dans un appartement dont les fenêtres soient ouvertes, et on aura soin d'écarter *les personnes inutiles.* Alors on lui fera prendre quelques cuillerées d'un vin généreux, tel que celui de Malaga, d'Alicante, de Rota, de Madère, de Xerès; ou bien on lui donnera du vin chaud sucré, ou quelques cuillerées de la potion anti-spasmodique du § 7.

10° L'émétique ne peut être administré que dans le cas où la personne asphyxiée, après avoir repris connaissance, éprouve des envies de vomir, une pesanteur d'estomac, etc.; et encore vaut-il infiniment mieux alors avoir recours aux lavemens purgatifs et irritans préparés avec le sel commun et le sulfate de magnésie (sel d'Epsom).

11° Il faut administrer les secours dont nous venons de parler *avec la plus grande promptitude*, et les continuer pendant long-temps, *lors même que l'individu paraît mort.* On a été quelquefois obligé d'attendre cinq ou six heures avant de tirer les malades de l'état de *mort apparente* dans lequel ils étaient plongés. Il faut surtout insister sur l'insufflation de l'air dans les poumons.

Procédé pour introduire de l'air dans les poumons.

104. La nécessité dans laquelle on se trouve souvent d'insuffler de l'air dans les poumons pour faire cesser l'asphyxie, a fait imaginer plusieurs moyens propres à remplir cet objet : nous allons les faire connaître, en commençant par ceux qui méritent la préférence.

1° Après avoir déprimé la base de la langue avec le doigt indicateur de la main gauche, on introduit dans le larynx la plus petite extrémité du *tube laryngien*, imaginé par le professeur Chaussier (1), et on a soin d'appuyer lé-

---

(1) Le *tube laryngien* est conique ; il a sept à huit pouces de long, et ressemble assez à une sonde ; il est en argent et en cuivre : sa grosse extrémité est assez élargie pour recevoir le bout d'un soufflet ou d'une vessie, ou pour être mise dans la bouche ; la petite extrémité, celle qui doit entrer dans le larynx, est aplatie et offre deux trous alongés. A un pouce trois lignes environ de cette extrémité, cet instrument présente une courbure arrondie où se trouve placée transversale-

gèrement pour placer sur l'ouverture du larynx la tranche de peau de buffle ou d'agaric; on place dans sa bouche l'autre extrémité, et on aspire les mucosités qui peuvent être contenues dans les bronches; alors on adapte à cette extrémité un petit soufflet ou une vessie remplie d'air, et même la bouche; on insuffle de l'air petit à petit, par saccades, et de manière à imiter la respiration; en même temps on fait des frictions sur le ventre et sur la poitrine avec un morceau d'étoffe de laine.

2° A défaut de cet instrument, on peut insuffler de l'air dans les poumons en introduisant le tuyau d'un soufflet dans une des narines; et en soufflant pendant que l'on tient l'autre narine fermée. Il vaudrait encore mieux, si on pouvait disposer d'une sonde, pousser une de

---

ment une rondelle que l'on a percée de plusieurs trous qui servent à fixer une lame d'agaric ou un petit morceau de peau de buffle : par ce moyen, l'ouverture du larynx se trouve exactement fermée, et l'air insufflé doit nécessairement dilater le poumon.

ses extrémités jusqu'au larynx, en l'introduisant par une des narines, et adapter le soufflet à l'autre extrémité.

3° Enfin s'il est impossible de pratiquer l'insufflation par les procédés que nous venons de décrire, on applique sa bouche sur celle du malade, dont on serre le nez, et on souffle. M. Foderé regarde ce dernier moyen comme étant préférable à tous ceux qui ont été imaginés pour introduire de l'air dans les poumons. « Je suis persuadé, dit-il, que ce procédé, qui est une sorte d'incubation, réunit les deux avantages de la chaleur et de l'introduction de l'air dans les poumons; c'est celui qui a rappelé le plus d'aphyxiés à la vie. » (Article Noyés, du *Dictionnaire des Sciences médicales*, page 414.) Et il ajoute plus loin, comme pour appuyer son assertion sur les connaissances théoriques: « Il est bien connu, et chacun peut l'éprouver sur lui-même, qu'à chaque inspiration nous ne consumons qu'environ un cinquième de l'oxigène faisant partie constituante de l'air inspiré, et qu'ainsi il en reste assez à chaque expiration pour une nouvelle inspiration. » (*Ibid.*, page 415.)

Nous sommes loin de partager cette opinion, et nous croyons devoir nous attacher d'autant plus à la combattre, qu'elle est soutenue par un savant distingué dont les écrits sont généralement estimés. M. Foderé ignore sans doute, lorsqu'il affirme que le mode d'insufflation qu'il défend est celui qui a rappelé le plus d'asphyxiés à la vie, combien sont nombreux les exemples de succès obtenus à l'Hospice de la Maternité de Paris et ailleurs, au moyen de l'insufflation par le tube laryngien. La facilité avec laquelle on pratique cette insufflation avec avantage, et les difficultés sans nombre qui s'opposent, dans beaucoup de cas, à ce que l'on introduise dans les poumons de l'asphyxié une assez grande quantité d'air en suivant le procédé conseillé par M. Foderé, seraient des motifs plus que suffisans pour que l'on dût préférer l'insufflation par le tube; mais il en est d'autres plus puissans encore. En accordant à M. Foderé que l'air insufflé de bouche à bouche contient assez d'oxigène pour une nouvelle inspiration, nous ne croyons pas pouvoir conclure, comme lui, qu'il est plus propre, ni même aussi propre à la respiration que l'air ordinaire, car s'il est bien avéré que celui-ci ne perd à chaque inspiration qu'environ un cinquième de l'oxigène qu'il contient, il est également démontré que ce cinquième est remplacé par du gaz acide carbonique, auquel on est loin d'accorder la faculté de favoriser la respiration.

4° On peut éviter de faire le plus souvent, comme on l'a conseillé, des incisions à la trachée-artère; on ne doit avoir recours à ce moyen, comme l'a très-bien conseillé M. Foderé; qu'autant que l'on n'est point parvenu à pousser de l'air dans les bronches, soit par la bouche, soit par les narines, ce qui arrive lorsque l'épiglotte est appliquée sur le larynx de manière à ce qu'il soit impossible de la relever, en tirant la langue en avant, et l'abaissant à sa base.

De l'Asphyxie par la vapeur des fours à chaux, des cuves de raisins, des vins ou d'autres liquides en fermentation. Asphyxie des marais, des mines de charbon de terre.

105. Les signes de ces espèces d'asphyxie et les moyens à mettre en usage pour les guérir, sont les mêmes que ceux dont nous avons parlé en traitant de l'asphyxie par la vapeur du charbon. *Voyez* § 102 et 103.

De l'Asphyxie des fosses d'aisance, des puisards, des égoûts.

106. L'asphyxie qui fait le sujet de cet article est le plus souvent produite par le gaz acide *hydro-sulfurique*: or, ce gaz, lors même qu'il est mêlé avec beaucoup d'air, est un poison très-énergique.

Signes. Lorsque la maladie est légère, l'individu éprouve du malaise, des envies de vomir, des mouvemens convulsifs de toutes les parties du corps, et principalement des muscles de la poitrine et des mâchoires; la peau est froide, la respiration libre, mais irrégulière; le pouls très-embarrassé.

107. Si la maladie est plus grave, l'asphyxié est privé de connaissance, de sentiment et de mouvement; le corps est froid, les lèvres et la face violettes ; une écume sanglante s'échappe de la bouche; les yeux sont fermés, sans éclat, la pupille dilatée et immobile, le pouls petit et fréquent, les battemens du cœur désordonnés et tumultueux; la respiration est courte, difficile et comme convulsive; les membres sont dans le relâchement. A cet état succède quelquefois une agitation plus ou moins vive.

Lorsque la maladie est encore plus grave, les muscles offrent des contractions violentes de peu de durée, mais qui sont remplacées par des mouvemens convulsifs avec courbure du tronc en arrière. Le malade paraît éprouver des douleurs aiguës, et pousse des cris semblables aux mugissemens d'un taureau; la peau, la respiration, les battemens du cœur, la face, les lèvres, la bouche et la pupille sont comme nous l'avons dit. § 107.

Traitement.

1° L'exposition du malade au grand air, les aspersions avec l'eau vinaigrée froide, les frictions avec une forte brosse de crin : tels sont les premiers secours à donner aux personnes asphyxiées dans les fosses d'aisance. En parlant de l'asphyxie par la vapeur du charbon, nous avons détaillé comment ces secours devaient être administrés. (*Voy.* § 103.)

2° Si l'on peut se procurer du chlore (gaz muriatique oxygéné), on promènera sous le nez le flacon qui le contient; mais on ne le laissera pas long-temps, crainte d'irriter les poumons. Ce moyen paraît utile surtout lorsqu'on peut y avoir recours promptement.

3° Si, comme il arrive souvent, le malade a avalé de l'eau contenue dans la fosse, on se hâtera de le faire vomir en lui donnant un verre d'huile, ou mieux encore deux grains d'émétique, ou vingt-quatre grains d'ipécacuanha, comme il a été dit § 61.

4° Dans le cas où ces moyens seraient insuffisans et les battemens du cœur désordonnés ou tumultueux, on pratiquerait une saignée au bras, et on laisserait couler une quantité de sang proportionnelle à la force de l'individu. On n'hésiterait pas à le saigner de nouveau, quelque temps après, si l'on était persuadé que la première saignée avait produit un effet favorable.

5° On chercherait à calmer les désordres nerveux, les spasmes, les convulsions, par le bain froid, et par l'usage de quelques cuillerées de la potion anti-spasmodique décrite § 7. Après l'emploi du bain, on placerait le malade dans un lit chaud, et on continuerait à faire des frictions sur l'épine du dos.

6° Enfin on appliquerait des sinapismes et des vésicatoires aux pieds, si, malgré l'usage de ces moyens, l'individu était encore privé de connaissance, de sentiment et de mouvement.

De l'Asphyxie par défaut d'air respirable.

108. Lorsque plusieurs personnes restent pendant long-temps dans un appartement, une salle de spectacle, ou tout autre endroit où l'air ne se renouvelle pas, l'asphyxie se manifeste non-seulement parce que toutes les parties de l'air propres à la respiration ont été consumées, mais encore parce que, pendant la respiration, il s'est formé du gaz acide carbonique qui reste dans ce lieu, et qui agit comme un poison énergique.

Signes. Les asphyxiés éprouvent une sueur abondante et continuelle, accompagnée d'une soif insupportable, et suivie de grandes douleurs de poitrine, de difficulté de respirer, de suffocation et d'une fièvre intense; ils perdent leurs forces, et tombent dans un grand état d'assoupissement qui ne tarde pas à amener la mort, si on ne se hâte pas de leur porter des secours.

Traitement.

Le traitement de cette espèce d'asphyxie ne diffère en rien de celui qui a été exposé § 103, en parlant de l'asphyxie par la vapeur du charbon.

De l'Asphyxie par submersion, ou des noyés.

109. Comme il est parfaitement prouvé qu'un individu peut rester plus ou moins de temps dans l'eau sans périr, il faut lui administrer *le plus promptement possible* les secours dont nous allons parler, lors même que son état paraîtrait désespéré. Il serait dangereux de perdre un moment : aussi M. Portal conseille-t-il de commencer le traitement dans le bateau même qui a servi à pêcher la personne noyée, sur le rivage, ou dans un endroit voisin et commode. Pour transporter le malade, on fera usage d'un brancard, d'une civière ou de quelque voiture; on le mettra sur de la paille ou sur

un matelas; on le couchera sur le côté droit; la tête découverte et un peu relevée. Dans le cas où il serait impossible de le transporter comme nous venons de le dire, deux personnes pourraient le coucher sur leurs bras ou l'asseoir sur leurs mains jointes.

Traitement.

1° On se gardera bien de suspendre le noyé par les pieds : cette pratique employée autrefois dans le but de faire rendre l'eau qui peut se trouver dans l'estomac et dans la poitrine, est inutile, et surtout dangereuse. On évitera également de lui donner de fortes secousses pour le rappeler à la vie : cette manœuvre a été souvent funeste.

2° Pendant qu'une personne coupe avec des ciseaux les vêtemens humides du noyé, on le couche, sur le côté droit, dans un lit bas et modérément chaud, un peu plus élevé vers la tête que vers les pieds : on soutient la tête par le front, et on la fait pencher légèrement; on fait sortir l'eau, le mucus et les autres corps qui peuvent se trouver dans la bouche, en écartant les mâchoires, et en promenant les doigts dans cette cavité.

3° On examine toutes les parties du corps pour s'assurer que l'individu n'a reçu aucune blessure mortelle: en effet, dans ce cas, tout secours serait inutile; mais on ne se décide à l'abandonner qu'autant que l'existence d'une pareille blessure est parfaitement constatée.

4° On promène sous le nez des allumettes bien soufrées que l'on allume afin d'irriter l'intérieur de cet organe, ou bien on fait flairer à plusieurs reprises de l'alcali volatil, de l'eau de la reine de Hongrie. *Voyez* page 198.

C'est avec le plus grand étonnement que nous avons vu M. Foderé blâmer l'emploi des allumettes soufrées dans l'asphyxie *par submersion*, parce qu'il les croit trop irritantes (*voyez* page 434 du tome 36 du *Dictionnaire des Sciences médicales*), tandis qu'il conseille (p. 439 du même volume) de *placer sous le nez de l'asphyxié un flacon débouché d'alcali volatil fluor ;* en effet, l'irritation occasionnée par l'alcali volatil laissé pendant quelque temps sous les narines, est incomparablement plus grande que celle qui est déterminée par la petite quantité d'acide sulfureux produit pendant la combustion des allumettes soufrées *que l'on promène sous le nez.*

5° Pendant que l'on administre ces secours, une autre personne cherche à réchauffer le malade. *Le corps ne doit être réchauffé que lentement :* pour cela on met sur le ventre une vessie remplie d'eau chaude; on applique de la laine ou des briques chaudes à la plante des pieds, aux creux des aiselles, aux aines; on promène sur tout le corps des sachets remplis de cendres chaudes, un fer à repasser échauffé, ou une bassinoire; on exerce de légères compressions alternativement sur la poitrine et sur le bas-ventre; on fait des frictions générales avec une brosse sèche, avec de la flanelle chaude, et même avec la main. Après avoir fait ces frictions, on en fait d'autres avec de la flanelle trempée dans de l'eau-de-vie camphrée, etc.

L'efficacité de ces dernières frictions dans l'asphyxie qui nous occupe est tellement avérée, que l'on conçoit avec peine que M. Foderé ait cherché à les proscrire, sous le prétexte qu'elles produisaient du froid au lieu d'échauffer. Les liqueurs alcooliques, il est vrai, déterminent un sentiment de froid lorsqu'on les laisse pendant quelque temps à la surface du corps, mais il n'en est pas de même, ni à beaucoup près, quand on les emploie sous forme de frictions; d'ailleurs, il est vrai de dire que ce moyen médicamenteux a autant pour objet de réchauffer la surface du corps, que de déterminer une vive excitation à la peau; or les frictions alcooliques remplissent mieux cette double indication que les frictions sèches.

6° On chatouille les lèvres et l'intérieur des narines avec une plume ou quelqu'autre corps léger.

7° On insuffle de l'air dans les poumons par l'un ou l'autre des procédés qui ont été décrits § 104.

8° On donne un lavement préparé avec de l'eau dans laquelle on a fait fondre quatre onces de sel, ou avec 3 parties d'eau et une de vinaigre.

9° *On se garde bien de donner des lavemens de tabac*, ou *d'introduire la fumée de ce corps dans le fondement*, comme l'ont prescrit plusieurs auteurs; ces remèdes sont inutiles, n'offrent aucun avantage sur ceux que nous proposons, et peuvent augmenter les accidens (1).

---

(1) M. Fodéré est loin de partager cette opinion : dans l'article *Noyés*, du Dictionnaire des Sciences médicales, il regarde la fumée de tabac injectée dans l'anus comme un des moyens les plus énergiques que l'on puisse mettre en usage pour rappeler les asphyxiés à la vie. Néanmoins il reconnaît à cette fumée une propriété vénéneuse dans certains cas. « Une seule gorgée de fumée de tabac, dit-il, suffit pour m'enivrer » ; et il ajoute plus loin : « Je crois ce médicament des plus utiles, précisément par la distension qu'il occasionne et qu'on redoute, *pourvu qu'il ait de justes bornes* » (page 433). Certes nous pensons, comme M. Fodéré, que, si l'on se décidait à faire usage de la fumée de ta-

10° Si le noyé ne se rétablit point, on fait brûler sur le creux de l'estomac, sur les cuisses et sur les bras, de petits morceaux d'amadou, de liége ou de papier.

11° Si son état s'améliore et qu'il soit possible de le faire boire, on lui donne de cinq en cinq minutes une cuillerée d'eau-de-vie camphrée ou d'eau de Cologne coupée avec 2 parties d'eau. *Mais il faut se garder de le forcer à boire tant qu'il a beaucoup de difficulté à avaler.*

---

bac sous forme de lavement, son emploi devrait avoir *de justes bornes*, parce qu'il est dangereux de mettre en contact avec le canal intestinal une forte dose de l'huile empyreumatique qui se dégage pendant la combustion du tabac : aussi concevons-nous avec peine qu'après avoir mis une certaine réserve à l'usage que l'on peut faire de ce médicament, l'auteur dise : « On insistera sur la projection de fumée de tabac dans le fondement pendant *une* ou *deux heures de suite sans relâche*. Cette vapeur ne devient vraiment souvent active et efficace, surtout dans les grands sujets, qu'à la consommation d'une seconde charge du fourneau » (page 441 de l'article cité).

12° Si le noyé, loin de se rétablir, reste sans connaissance, que le visage soit rouge, violet ou noir, les yeux étincelans, et que les membres soient flexibles et chauds, on doit pratiquer une saignée au pied, et mieux encore à la jugulaire; il en serait de même si l'individu était d'une constitution sanguine, et qu'il présentât des traces de contusion ou de fracture à la tête: on se garderait bien d'avoir recours à la saignée si le corps était froid et les membres roides.

13° Si les boissons que l'on a fait prendre à l'intérieur donnent lieu à des envies de vomir, que la langue soit chargée et la bouche pâteuse, on administre 2 ou 3 grains d'émétique, § 61, surtout si l'accident a eu lieu peu de temps après un repas. On donne au contraire quelques cuillerées de vin chaud si les médicamens opèrent par les selles.

14° On n'abandonne le noyé que lorsqu'on a la certitude qu'il est mort. Nous dirons plus tard comment on peut distinguer *la mort réelle de la mort apparente* (*Voyez* § 116). Que l'on se persuade que souvent *huit* ou *dix heures* suffisent à peine pour rétablir la santé.

De l'Asphyxie par strangulation, ou des pendus.

110. On doit employer, pour rétablir la santé des personnes qui ont été pendues, les mêmes moyens que ceux que nous venons d'indiquer en parlant des noyés. Il faut cependant noter :

1° Qu'il n'est pas nécessaire de réchauffer le corps, à moins qu'il n'ait été exposé pendant long-temps en plein air, et dans un lieu froid.

2° Qu'il faut couper la corde et desserrer le nœud.

3° Que la saignée du pied et surtout de la jugulaire, est beaucoup plus souvent nécessaire que pour les noyés.

De l'Asphyxie par la chaleur.

111. Il arrive quelquefois que l'on est asphyxié pour avoir été pendant long-temps dans un lieu chaud.

Dans ce cas, il faut, 1°. placer l'asphyxié dans un endroit frais.

2° Le déshabiller, à moins qu'il ne fasse très-froid; car alors on se borne à détacher les vêtemens, et à couper tous les liens qui peuvent s'opposer à la libre circulation du sang.

3° Administrer un mélange de parties égales d'eau et de vinaigre, ou de la limonade.

4° Donner un lavement d'eau salée. *Voyez* page 198.

5° Appliquer six, huit ou dix sangsues aux tempes si la maladie fait des progrès ou ne diminue pas.

6° Pratiquer la saignée au pied, et mieux encore à la jugulaire, si la respiration et les battemens du cœur sont comme anéantis.

7°. Suivre les préceptes qui ont été exposés en parlant de l'asphyxie par la vapeur du charbon.

Asphyxie par le froid.

112. Lorsqu'un individu est soumis

pendant long-temps à l'action du froid, il éprouve un grand engourdissement général, une sorte d'ivresse ; il ne tarde pas à s'endormir et à perdre connaissance ; il est asphyxié et paraît mort. Il arrive qu'il revient à lui-même sans aucune espèce de secours ; mais le plus souvent il finit par succomber. Il importe donc :

1.° S'il est éloigné de l'endroit où il peut être soigné, de le transporter sur-le-champ en enveloppant son corps d'une couverture, et en laissant la tête découverte.

2° De lui ôter ses vêtemens et de le plonger dans la *neige ;* de le frotter doucement avec cette substance, en se dirigeant du ventre vers les extrémités ; de faire, quelques minutes après, des frictions avec des linges trempés dans de l'eau à la glace, puis avec de l'eau dégourdie, enfin avec de l'eau tiède ; en un mot, on *doit chercher à réchauffer le corps, non pas brusquement, en le mettant à côté d'un brasier ardent, mais lentement et par degrés.*

3° Si l'on ne peut se procurer ni neige

ni glace, on plonge le malade dans un bain d'eau froide, que l'on réchauffe doucement en ajoutant peu à peu de l'eau légèrement dégourdie d'abord, puis de l'eau moins froide, puis enfin de l'eau tiède : on le frotte comme il a été dit dans le paragraphe précédent, et on fait des aspersions d'eau sur le visage.

4° On chatouille les lèvres et l'intérieur des narines avec une plume ou quelqu'autre corps léger.

5° On insuffle de l'air dans les poumons. *Voyez* § 104.

6° On lui fait respirer de l'alcali volatil, ou les autres excitans dont nous avons parlé page 198.

7° Lorsque le corps commence à se réchauffer, que les membres ne sont plus roides, on met le malade dans un lit *sec non bassiné*, et on fait des frictions avec une brosse sèche.

8° On administre des lavemens irritans, comme il a été dit page 198.

9° Aussitôt qu'il peut avaler, on lui fait boire de l'eau vinaigrée, de l'eau de menthe ou de tilleul, du bouillon et de l'eau rougie.

10° On ne permet l'usage des alimens solides que plusieurs heures après le rétablissement complet.

Membres gelés.

113. Les personnes dont les membres ont été gelés ou menacent de l'être, doivent être soignées comme celles qui ont été asphyxiées par le froid, excepté qu'il faut simplement plonger dans le bain les parties qui ont été affectées; les frictions ne doivent être faites que sur ces parties. On administre à l'intérieur de l'eau de fleurs d'oranger contenant six ou sept gouttes d'alcali volatil par tasse.

Secours à donner aux enfans qui naissent dans un état de mort apparente.

114. Les enfans qui naissent sans donner signe de vie peuvent être asphyxiés ou apoplectiques : il importe beaucoup

de distinguer ces deux états, puisque le traitement qui convient à l'un est nuisible à l'autre.

De l'Asphyxie des nouveau-nés.

Causes. L'asphyxie des nouveau-nés peut dépendre d'un accouchement laborieux, avec des *pertes* considérables, de la délicatesse de l'enfant, et le plus souvent de la compression du cordon ombilical : aussi observe-t-on qu'elle est beaucoup plus commune quand l'enfant vient par les pieds.

Signes. L'enfant qui, suivant l'expression de Baudelocque, peut être regardé comme *n'ayant point de sang*, est pâle, décoloré ou violet ; ses chairs sont flasques, ses membres souples et sans mouvement ; il est impossible de sentir les battemens du cœur ni du cordon ombilical ; il ne respire plus et paraît mort.

Traitement.

Quelque grave que soit l'état du nouveau-né, il faut sur-le-champ lui administrer les secours suivans. On ne doit se décider à l'abandonner qu'autant que les signes de la putréfaction sont très-manifestes.

1° On se gardera de couper le cordon ombilical, surtout s'il n'y a point d'hémorrhagie, si le délivre (*placenta*) n'a pas encore commencé à se détacher, et que le cordon offre quelques légères pulsations.

2° On placera l'asphyxié sur le côté, en ayant soin de relever sa tête et de laisser la face à l'air : les autres parties du corps devront être enveloppées d'une couverture. On évitera de tirailler le cordon.

3° On visitera la bouche et les narines pour voir s'il n'y a point de mucosités ou des caillots de sang qui empêchent l'air d'entrer dans les poumons : dans ce cas, on introduira dans la bouche le doigt, les barbes d'une plume, ou un pinceau de charpie trempé dans de l'eau salée, et on l'appliquera légèrement, en le tournant toujours dans le même sens pour détacher tout ce qui s'oppose à l'entrée de l'air.

4° On procédera à l'insufflation de l'air comme il a été dit § 104.

5° On fera des frictions sur le dos et sur la plante des pieds avec une brosse douce; les autres parties du corps seront frottées avec des linges chauds imbibés de vin; on pressera tout doucement le cordon ombilical, la poitrine et le ventre.

6° On administrera un petit lavement préparé avec de l'eau tiède et un peu de vinaigre, ou avec quelques grains de sel.

7° Si, à l'aide de ces secours, le nouveau-né ne parvient pas à respirer; on le plongera jusqu'aux aisselles dans un bain d'eau tiède, à laquelle on ajoutera du vin (à la température de 24° ou de 28°).

8° On pourra également employer avec ménagement le pincement de la peau, la succion de la mamelle et l'application des ventouses.

9° On évitera d'employer des irritans très-énergiques, tels que l'alcali volatil, le vinaigre radical ou concentré, etc.

10° On insistera long-temps sur ces moyens, en les suspendant par intervalles, et en les variant de toutes les manières.

Si le *délivre* ou le *placenta* est détaché, si le cordon ombilical n'offre plus de battemens, on le coupera, on éloignera l'enfant de la mère, et on lui prodiguera les secours dont nous venons de parler.

De l'apoplexie des nouveau-nés.

115. Les *causes* qui peuvent déterminer l'apoplexie des nouveau-nés sont un accouchement laborieux, la compression de la tête par le bassin ou par le forceps, et celle du cou par quelques tours du cordon ombilical.

Signes. L'enfant ne donne aucun signe de vie; il est profondément assoupi et immobile; sa face est noire, livide et gonflée; sa peau est colorée; la poitrine est gorgée de sang et comme ecchymosée. Quelquefois on observe sur la tête une tumeur molle, d'un volume variable, remplie de sang ou de sérosité.

Traitement.

1° On doit se hâter de couper le cordon ombilical pour laisser couler le sang. On en favorise l'écoulement en faisant des frictions avec des linges chauds sur la poitrine et sur le ventre, et en tenant la tête élevée.

2° On doit appliquer une ou deux sangsues derrière les oreilles si, par la section du cordon, la saignée n'a pas été copieuse. Dans le cas où l'on manquerait de sangsues, on ouvrirait une des veines de la tête ou du cou avec une lancette. S'il y avait une tumeur à la tête, on l'inciserait avec un bistouri, et lorsqu'elle serait affaissée, on favoriserait l'écoulement du sang en y appliquant des compresses trempées dans l'eau chaude.

3° On plonge l'enfant dans un bain d'eau tiède animée de quelque liqueur excitante, telle que le vin, l'eau-de-vie ou le vinaigre. Pendant qu'il est dans le bain, on frotte le dos avec des linges chauds.

4° On procède à l'insufflation de l'air. (*Voy.* § 104.)

5° On pourra également employer les stimulans indiqués en parlant de l'asphyxie des nouveau-nés. (*Voy.* pag. 226, 5°, 6°.)

Des signes de la mort réelle, et des précautions à l'aide desquelles on peut éviter de confondre les morts avec les vivans.

116. Il est parfaitement démontré que des personnes qui ont été regardées comme mortes sont revenues à la vie au moment où on allait les ouvrir ou les ensevelir, ou bien lorsqu'elles étaient déjà dans le cercueil et même dans le tombeau. On peut assurer que plusieurs d'entre elles ne sont mortes que pour avoir été enterrées avec trop de précipitation. Cette funeste méprise tient à la difficulté que l'on éprouve, dans certaines circonstances, à distinguer la mort réelle de la mort

apparente. Il importe donc d'examiner avec soin la valeur des signes qui ont été regardés comme propres à établir la distinction dont nous parlons.

1° Nous pensons qu'un des signes les plus certains de la mort *est la roideur du cadavre;* mais comme il arrive quelquefois que ce signe se manifeste pendant la vie, il faut établir les différences qui existent entre la roideur cadavérique et celle qui a lieu du vivant de l'individu, dans certaines maladies.

A. La roideur peut être très-considérable chez une personne qui a été *gelée*, qui n'est pas encore morte, et qui peut même être rappelée à la vie. Cette roideur ne saurait être confondue avec celle qui est le résultat inévitable de la mort, parce qu'on sait que le corps a éprouvé l'action d'un froid considérable, et surtout parce qu'elle est très-générale : en effet, la peau, les mamelles, le bas-ventre et tous les organes offrent autant de dureté que les muscles, ce que l'on n'observe pas dans la roideur cadavérique, dans laquelle les muscles seuls présentent un grand degré de résistance. D'ailleurs, lorsqu'on enfonce la peau d'une personne congelée, en appuyant fortement dessus avec le doigt, on produit un creux qui tarde beaucoup à disparaître. Quand on change la position du membre congelé, on entend un petit bruit qui dépend de ce que l'on brise les petits glaçons contenus dans la partie que l'on déplace.

B. La roideur à laquelle feu M. Nysten a donné le nom de *convulsive*, et qui se manifeste quelquefois dans les maladies nerveuses graves, sera facilement distinguée de la roideur *cadavérique*. Lorsqu'un membre est roide par suite de tétanos, de convulsions, etc., on éprouve la plus grande difficulté à le faire changer de situation, et lorsqu'on y parvient, il reprend aussitôt sa première position. Il n'en est pas de même dans la roideur cadavérique : le membre dont on a changé l'attitude ne retourne pas vers le lieu où il était.

C. La roideur qui se manifeste dans certaines *syncopes* ne peut pas être confondue avec la roideur *cadavérique* : en effet, dans la syncope, la *roideur* a lieu presque immédiatement après que la maladie a commencé; la poitrine et le ventre conservent de la chaleur; tandis que la roideur cadavérique ne s'observe que quelque temps après la mort, et lorsque la chaleur du corps n'est plus sensible à nos sens.

D. La roideur que l'on remarque quelquefois chez les *asphyxiés* peut être aisément distinguée de la roideur *cadavérique*. Supposons une personne asphyxiée depuis dix ou quinze minutes et dont les membres soient roides, il est impossible que cette roideur soit le résultat de la mort, puisque les cadavres des asphyxiés qui meurent dans l'espace de quelques minutes ne deviennent roides qu'au bout de plusieurs heures (1). Si le corps de la personne asphyxiée par des gaz non respirables ou par la strangulation est froid,

---

(1) Plus la mort a été prompte, plus la roideur cadavérique tarde à commencer.

on est certain qu'il y a plus de douze heures que l'asphyxie s'est manifestée (car dans ces maladies la chaleur se conserve au moins pendant douze heures) : alors nul doute que la roideur ne soit cadavérique, puisqu'il est impossible qu'un asphyxié vive douze heures.

2° Si, par une cause qu'il n'est pas toujours permis de prévoir, l'individu que l'on croit mort depuis long-temps est froid et mou, tandis qu'il devrait offrir un certain degré de roideur, on ne doit pas se hâter de l'enterrer. Il faut avant de décider qu'il n'existe plus, mettre à découvert un des muscles du bras ou de la cuisse, et l'électriser au moyen de la pile de Volta. S'il ne donne aucun signe de contraction, la vie est éteinte : dans le cas contraire, l'individu n'est pas mort, et il faut chercher à ranimer les mouvemens du cœur et des poumons par les moyens indiqués à l'article *Asphyxie*. (*Voy*. § 103.)

3° Le signe le plus certain de la mort est la *putréfaction bien caractérisée;* mais est-il prudent d'attendre qu'elle soit bien développée pour procéder à l'inhumation ? Cette pratique est dangereuse pour les assistans, et doit être bannie. On a pensé qu'il suffisait d'un commencement de putréfaction pour affirmer que l'individu était mort, et qu'on devait l'enterrer aussitôt après que ce signe s'était manifesté. Nous partageons cette opinion ; *mais nous devons faire sentir qu'il n'appartient pas au vulgaire de décider s'il y a ou non un commencement de putréfaction : le médecin seul peut établir ce fait.* Combien de fois n'a-t-on pas vu des personnes que l'on croyait mortes, exhalant une mauvaise odeur, offrant plusieurs taches violettes sur la peau et quelques autres signes de putréfaction, se rétablir dans l'espace de quelques heures à l'aide des secours appropriés ! Dans quelques circonstances, ces phénomènes dépendaient de la pourriture d'un membre.

4° On a regardé comme signe de la mort réelle l'état cadavéreux de la *face*, dont Hippocrate a donné la description suivante : front ridé et aride, yeux caves, nez pointu, bordé d'un cercle violet ou noirâtre ; tempes affaissées, creuses et retirées ; oreilles redressées, lèvres pendantes, pommettes enfoncées, menton ridé et racorni, couleur de la peau plombée ou violette, poil des narines ou des cils parsemé d'une espèce de poussière d'un blanc jaunâtre. Pris isolément, ce signe n'est d'aucune valeur, puisqu'on l'observe quelquefois chez des malades qui tardent encore vingt-quatre ou quarante-huit heures à mourir, et que, d'une autre part, il manque souvent chez les individus qui ont péri de mort subite.

5° La mollesse, l'affaissement, la flaccidité et l'obscurcissement des yeux ont été considérés, par quelques médecins célèbres, comme un signe certain de la mort réelle. S'il est vrai de dire qu'en général les yeux se ternissent et s'enfoncent après la mort, il est également constant que cet effet ne s'observe pas toujours, qu'il a quelquefois lieu du vivant de l'individu, et que par conséquent il ne suffit pas pour établir la réalité de la mort lorsqu'on le prend exclusivement.

6° L'absence de la circulation, l'impossibilité de sentir les battemens du cœur et les pulsations des artères ont été regardées comme un moyen infaillible de décider si l'individu est mort ; mais il est parfaitement prouvé que l'on peut vivre plusieurs heures sans qu'il soit possible d'apercevoir le moindre mouvement dans les parties dont nous parlons : donc ce signe est un de ceux qui ont le moins de valeur. Il arrive même quelquefois qu'il est très-difficile de constater si le pouls et le cœur offrent des battemens, soit parce que ceux-ci sont très-faibles, soit parce que les artères et le cœur sont déplacés.

7° On a cru devoir admettre que l'individu était mort lorsqu'il *ne respirait plus ;* et pour s'assurer de l'exercice de cette fonction, on a imaginé plusieurs moyens : les uns ont présenté la flamme d'une bougie ou un brin de laine cardée à la bouche et aux narines, et ils ont jugé que la personne ne respirait plus lorsque ces corps n'étaient pas agités; d'autres ont tiré la même conclusion lorsqu'un miroir placé devant la bouche n'était pas terni; enfin il en est qui ont conseillé de mettre un verre rempli d'eau un peu au-dessus du creux de l'estomac (le malade étant couché sur le dos), persuadés que si l'eau était agitée, la respiration s'exécutait encore. L'expérience prouve qu'aucun de ces signes ne suffit pour établir la réalité de la mort.

8° On a pensé que l'individu était mort quand il était froid, et qu'il vivait encore s'il conservait de la chaleur. Il n'est peut-être aucun signe d'une aussi faible valeur : en effet, les noyés qui peuvent être rappelés à la vie, et plusieurs autres individus vivans, sont ordinairement très-froids, tandis que les asphyxiés, etc., conservent de la chaleur, même long-temps après la mort.

9° Les incisions, les brûlures, les vésicatoires et les ventouses, employés quelquefois pour constater si une personne était morte, doivent être considérés comme des moyens secondaires, puisque l'expérience prouve que, dans certaines maladies, la sensibilité est tellement anéantîe, que les malades n'éprouvent aucune douleur, même trois ou quatre jours après leur application. On ne doit regarder ces médicamens comme valables qu'autant qu'ils fournissent des résultats positifs, c'est-à-dire, lorsque les personnes que l'on croyait mortes éprouvent des douleurs et donnent par conséquent des signes de vie; dans le cas contraire, on doit se garder d'affirmer que l'individu est mort.

CONCLUSION.

Il résulte de ce qui a été précédemment exposé :

1° Qu'aucun des signes énumérés, pris isolément (excepté la putréfaction bien caractérisée), ne suffit pour prononcer qu'une personne est morte.

2° Que la mort doit être regardée comme réelle chez un individu qui offre l'ensemble de ces signes.

De la brûlure.

De la brûlure superficielle et peu étendue.

117. Lorsqu'on est appelé pour secourir un individu qui vient d'être brûlé, on doit faire plonger la partie brûlée dans de l'eau froide, contenant de l'extrait de saturne et de la chaux vive : on prépare ce mélange en délayant un gros de chaux vive dans une pinte d'eau, et en ajoutant deux cuillerées à bouche d'*extrait :* ce liquide doit être renouvelé à mesure qu'il s'échauffe, et la partie brûlée doit y être laissée pendant plusieurs heures de suite. Lorsque, par ce moyen, la douleur est presque calmée, on retire la partie malade de ce bain local, on l'enveloppe de compresses trempées dans le même liquide, et on les arrose de temps à autre. A défaut d'extrait de saturne, on emploie l'eau de chaux, l'eau simple très-froide, et mieux encore la glace.

Si, à raison de la forme de la partie brûlée, il est impossible de lui faire prendre le bain local, il faut, à l'aide d'une éponge, l'arroser avec le même liquide. L'expérience confirme tous les jours l'efficacité du remède que nous conseillons; elle prouve en outre qu'il peut être employé avec le plus grand succès un quart-d'heure ou demi-heure après que l'accident a eu lieu, lors même que les cloches se sont élevées.

Quand l'irritation est diminuée, que le malade ne souffre plus, et seulement au bout de quelques jours, on doit ouvrir les cloches s'il en existe : à cet effet, on pratique avec une épingle une ou deux petites piqûres à leur partie inférieure, et on laisse écouler la sérosité. Il y aurait de l'inconvénient à ne pas percer ces cloches, ou à les percer trop tôt : dans le premier cas, la sérosité accumulée pourrait donner lieu à des ulcères; dans le second cas, l'air irriterait trop fortement la surface de la plaie et augmenterait la douleur.

Toutes les parties dépouillées d'épiderme et celles qui correspondent aux cloches, doivent être recouvertes d'un linge ou de papier brouillard fins, enduits de cérat; on met sur le linge des compresses imbibées d'extrait de saturne mêlé avec de l'eau.

Le cérat simple peut être remplacé avec le plus grand succès par le cérat de saturne ou de Goulard, si la sensibilité de la partie est bien amortie : dans le cas contraire, il serait nuisible, parce qu'il augmenterait les souffrances.

Lorsque la douleur est tellement vive, que le poids des linges est insupportable au malade, on prépare un liniment avec parties égales d'eau de chaux et d'huile de lin ou d'olives, et, à l'aide d'un pinceau, on en applique une légère couche sur la partie qui est à nu : la suppuration ne tarde pas à se manifester; on panse la plaie deux fois par jour; les pansemens doivent être faits en couvrant la plaie avec des linges imprégnés de cérat : il importe même que ces linges offrent plusieurs trous pour donner issue au pus.

118. Si, malgré l'emploi de l'extrait de saturne, l'inflammation se développe dans la partie brûlée, il faut la recouvrir avec un cataplasme préparé en faisant bouillir simplement de la racine de guimauve et deux ou trois têtes de pavot, et en y ajoutant assez de farine de graine de lin ou de mie de pain pour lui donner la consistance convenable.

De la brûlure superficielle très-étendue.

119. Lorsque la brûlure est superficielle et occupe une très-grande surface, la maladie est dangereuse et peut même devenir mortelle; les douleurs sont atroces, l'inflammation considérable et la fièvre très-forte. Il faut alors pratiquer une ou deux saignées, interdire toute espèce d'aliment, sans en excepter le bouillon, et administrer de l'eau de graine de lin, de racine de guimauve ou simplement de l'eau sucrée. On fait prendre toutes les demi-heures une cuillerée de la potion anti-spasmodique décrite § 7.

Indépendamment de ces médicamens internes, on couvre toutes les parties brûlées avec du papier brouillard sur lequel on a étendu du cérat simple, et mieux encore du cérat de saturne, si le malade peut le supporter : cependant si la douleur était très-aiguë, on emploierait les émolliens, les relâchans, tels que l'eau de graine de lin, de racine de guimauve, etc.

Dans le cas où la brûlure aurait été produite par la poudre à canon, on devrait commencer par ôter les grains de poudre avec la pointe d'une aiguille.

De la brûlure profonde.

120. Si la brûlure a été profonde et grave, qu'il y ait des escarres ou des parties comme charbonnées, entourées d'un cercle inflammatoire plus ou moins rouge, on doit appliquer les cataplasmes émolliens dont nous avons fait mention § 118, ainsi que le cérat simple, et attendre que l'escarre soit tombée. Lors-

qu'on aperçoit quelques parties de cette escarre prêtes à tomber, on doit les couper avec des ciseaux.

La plaie plus ou moins profonde qui résulte de la séparation des parties gangrenées doit être traitée comme une plaie simple; il faut la panser une ou deux fois par jour avec de la charpie, et abandonner les onguens dont les anciens chirurgiens faisaient un si grand cas : ce n'est que vers la fin, lorsque la cicatrisation est presque opérée, qu'il convient d'entourer ses bords avec un linge sur lequel on a étendu du cérat : par ce moyen, on conserve leur souplesse, on évite leur adhérence avec la charpie, et une trop forte irritation de la plaie, qui s'opposerait à la cicatrisation.

Des vins falsifiés.

121. Les vins peuvent être falsifiés par une multitude de substances. L'objet que l'on se propose de remplir en faisant une pareille fraude, est de masquer quelques-

uns de leurs défauts, et de leur donner de la couleur, de l'odeur ou de la force.

Parmi les substances employées par les marchands de vin, il en est qui n'offrent aucun danger; d'autres, au contraire, sont plus ou moins vénéneuses, et ne sauraient être avalées sans donner lieu à des accidens qui peuvent même quelquefois être suivis de la mort. Cette considération nous engage à faire connaître les moyens à l'aide desquels on peut établir que les vins ont été falsifiés.

Des vins frelatés par le plomb.

On a imaginé, pour rendre doux les vins acides et aigres, de les mêler avec de l'acétate de plomb (sel de saturne), de la céruse, et plus souvent encore avec de la litharge (protoxide de plomb). Ces préparations finissent par communiquer au vin une saveur douce. De toutes les fraudes, celle-ci est la plus dangereuse. Les personnes qui boivent des liqueurs falsifiées par ces préparations éprouvent tous les symptômes dont nous avons parlé à l'article *Plomb*, § 53.

Vins blancs. Les vins blancs frelatés par le plomb, indépendamment d'une saveur sucrée astringente, offrent plusieurs propriétés qui peuvent les faire reconnaître.

1° Ils rougissent à peine la teinture de tournesol, parce que l'acide qu'ils renferment naturellement est saturé par l'oxide de plomb.

2° L'acide sulfurique (huile de vitriol), ou les sulfates dissous dans l'eau, tels que le sel de Glauber, le sel d'Epsom, etc., les troublent, et y font naître un précipité blanc qui ne tarde pas à se ramasser au fond du vase dans lequel l'expérience se fait. Le dépôt ne disparaît pas lorsqu'on ajoute de l'eau.

3° L'acide hydro-chlorique (muriatique) ou les hydro-chlorates dissous, tels que l'eau salée, donnent également un précipité blanc, lourd, qui se dissout dans vingt-cinq ou trente fois son poids d'eau.

4° Les sous-carbonates de potasse, de soude et d'ammoniaque, se comportent de la même manière. Le précipité blanc qu'ils déterminent, insoluble dans l'eau, se dissout à merveille dans l'acide nitrique pur (eau-forte pure).

5° L'acide chromique et le chromate de potasse y font naître un précipité d'un très-beau jaune-serin.

6° L'hydrogène sulfuré (acide hydrosulfurique), les hydro-sulfates ou le foie de soufre dissous dans l'eau, versés dans les vins blancs frelatés par le plomb, les noircissent, et donnent au bout de quelques minutes un dépôt noir.

7° Si on ramasse sur un filtre les précipités obtenus par les moyens que nous venons d'indiquer; si, après les avoir fait sécher, on les mêle avec du charbon en poudre et de la pierre à cautère, et qu'on les chauffe jusqu'au rouge dans un creuset pendant une demi-heure, on obtient du plomb métallique facile à reconnaître, 1° à sa couleur bleue foncée; 2° à la facilité avec laquelle il est rayé par l'ongle; 3° à la promptitude avec laquelle il se dissout dans l'eau-forte, en donnant un sel liquide, doué d'une saveur sucrée, et de la propriété de précipiter en blanc par les sulfates, les hydro-chlorates et les carbonates.

8° Les vins *blancs* frelatés par le plomb précipitent en blanc par la potasse et la soude dissoutes dans l'eau, ou par l'alcali volatil.

9° Évaporés dans une capsule, à la température de l'ébullition, ils donnent une masse qui, étant calcinée jusqu'au rouge avec du charbon en poudre, fournit, au bout de trente ou quarante minutes, du plomb métallique. Ce caractère suffit pour établir l'existence du plomb dans les vins.

Vins rouges. Les vins *rouges* frelatés par les préparations de plomb n'offrent jamais une couleur aussi foncée que celle qu'ils avaient avant d'avoir été falsifiés; ils sont d'un rouge pâle.

On peut y démontrer la présence du plomb au moyen des agens qui servent à découvrir ce métal dans les vins blancs, pourvu que l'on commence par les décolorer au moyen du *chlore* liquide, et qu'ensuite on rapproche la liqueur par l'évaporation (*voy.* dans le nouveau *Journal de Médecine*, cahier de juillet 1820, mon *Mémoire sur un nouveau procédé propre à découvrir la plupart des poisons mêlés avec des liquides colorés*).

Si l'on emploie les réactifs qui peuvent décéler la présence du plomb, avant d'avoir détruit la matière colorante des vins rouges, il importe de noter :

1° Que l'ammoniaque les précipite ordinairement en vert sale, tandis qu'elle fait naître dans les vins blancs dont nous avons déjà parlé, un précipité blanc.

2° Que les hydro-sulfates peuvent induire en erreur si on se borne à examiner superficiellement leur action : en effet, les vins rouges frelatés par le plomb donnent avec ces agens un précipité noir; mais la plupart des vins rouges ne contenant point de plomb se comportent à peu près de la même manière; ils noircissent et finissent par déposer des flocons d'un violet noirâtre. Il importe donc, lorsqu'on veut tirer parti du caractère fourni par les hydro-sulfates, d'ajouter que le précipité noirâtre qu'ils forment dans les vins *rouges* indique la présence du plomb, si, après avoir été ramassé sur un filtre et calciné avec de la potasse et du charbon, il donne du plomb métallique.

Des Vins falsifiés par l'alun.

La falsification des vins par l'alun a pour objet de les rendre plus rouges et moins altérables, et de leur donner une saveur astringente. Les dangers de cette fraude sont généralement connus: la digestion devient pénible; il se manifeste des vomissemens, des obstructions, des hémorrhoïdes, etc.

On a cru pouvoir reconnaître les vins frelatés par ce moyen aux caractères suivans, qui appartiennent à l'alun :

1° Leur saveur est acide, légèrement sucrée et astringente.

2° Ils rougissent assez fortement le papier de tournesol, parce qu'indépendamment de l'acide qui leur est propre, ils renferment l'acide sulfurique libre de l'alun.

3° Ils donnent par l'ammoniaque (alcali volatil) un précipité blanc ou coloré qui ne se dissout pas dans un excès d'alcali.

4° La potasse caustique (pierre à cautère), dissoute dans l'eau, les trouble également ; mais le précipité disparaît dans un excès de potasse.

5° Le sous-carbonate de potasse les précipite et ne dissout pas le dépôt.

6° L'acétate, le nitrate et l'hydro-chlorate (muriate) de baryte, y font naître un précipité blanc abondant, insoluble dans l'eau et dans l'acide nitrique pur (eau-forte pure).

S'il est vrai que, dans quelques circonstances, les vins contenant de l'alun offrent les caractères dont nous venons de parler, il est également démontré que certains vins qui ne renferment pas un atôme de ce corps présentent quelques-unes des propriétés indiquées, et surtout qu'il en existe d'autres dans lesquels, malgré la présence de l'alun, il est impossible de constater tous les caractères énoncés, parce qu'ils renferment quelques autres substances étrangères à l'alun; d'où il faut conclure que ces caractères n'ont pas autant de valeur qu'on a bien voulu le dire, et qu'ils ne doivent être regardés tout au plus que comme secondaires.

7° De tous les moyens proposés pour découvrir l'alun dans le vin, le suivant nous paraît mériter la préférence. On décolore le vin au moyen du chlore concentré; on fait évaporer le mélange jusqu'à ce qu'il soit réduit à peu près au quart de son volume; on filtre la liqueur pour la séparer d'une multitude de flocons d'un jaune-rougeâtre, et on voit qu'elle jouit des propriétés suivantes, si elle contient de l'alun : 1° elle a une saveur astringente douceâtre ; 2° le nitrate ou l'hydro-chlorate de baryte y fait naître un précipité blanc (sulfate de baryte) insoluble dans l'eau et dans l'acide nitrique ; 3° la potasse caustique y détermine la formation d'un précipité *blanc-jaunâtre* d'alumine, soluble dans un excès de potasse ; 4° le sous-carbonate de soude donne un précipité d'un blanc-jaunâtre (sous-carbonate d'alumine) décomposable au feu en gaz acide carbonique et en alumine facile à reconnaître à ses caractères.

Des vins frelatés par la craie.

On a imaginé d'ajouter de la craie aux vins blancs ou rouges doués d'une acidité désagréable, afin de saturer les acides acétique et tartarique, et de faire disparaître leur saveur aigre en les combinant avec la chaux de la craie. Les vins traités par ce moyen sont effectivement plus doux ; mais ils peuvent donner lieu à quelques symptômes désagréables s'ils contiennent une trop grande quantité d'acétate de chaux.

On reconnaîtra la fraude aux caractères suivans :

1° On fera bouillir plusieurs pintes de vin dans une capsule, ou dans des vaisseaux fermés si on veut recueillir l'alcool; lorsque la liqueur sera réduite jusqu'en consistance presque sirupeuse, on la mêlera avec cinq ou six onces d'eau distillée; on l'agitera pendant dix ou douze minutes, et on filtrera le liquide, qui se trouvera contenir l'acétate de chaux formé aux dépens de l'acide acétique du vin et de la chaux qui fait partie de la craie; le tartre contenu dans le vin ne sera pas dissous et restera sur le filtre.

2° On versera dans la liqueur de l'oxalate d'ammoniaque, qui fera naître un précipité blanc ou coloré d'oxalate de chaux, si réellement le vin contenait de la chaux : ce précipité, ramassé, lavé et séché sur un filtre, donnera de la chaux vive lorsqu'on le calcinera dans un creuset.

3° On reconnaîtra la chaux vive à la propriété qu'elle a de se dissoudre dans l'eau, de verdir le sirop de violette, de précipiter en blanc par l'acide carbonique, et de ne point se troubler par l'acide sulfurique.

Des vins falsifiés par l'eau-de-vie.

Il arrive quelquefois que l'on corrige un vin faible en y ajoutant de l'eau-de-vie; dans d'autres circonstances, on fait le vin de toutes pièces en mêlant du cidre ou une autre liqueur spiritueuse, de l'eau-de-vie, du bois de santal, de campêche, ou toute autre matière colorante. Ces falsifications n'ont d'autre inconvénient que celui d'occasionner plus facilement l'ivresse; assez souvent elles déterminent aussi des maux de tête.

On pourra reconnaître que le vin a été rendu plus fort par l'eau-de-vie aux caractères suivans :

1° Il aura une odeur d'esprit-de-vin beaucoup plus pénétrante que celle du vin pur : en effet, celui-ci ne contient que l'esprit-de-vin qui s'est développé pendant la fermentation, et qui est intimement combiné avec les autres parties du liquide; tandis que, dans le vin avec addition d'eau-de-vie, la liqueur ajoutée est en quelque sorte libre, et se manifeste à l'organe de l'odorat.

2° Par la même raison, la saveur du vin frelaté par l'eau-de-vie est beaucoup plus chaude que celle du vin pur.

3° Suivant M. Rémer, lorsqu'on distille à un feu très-doux le vin contenant de l'eau-de-vie, et que l'on change souvent de récipient; on remarque que l'eau-de-vie passe d'abord dans le récipient, même avant l'ébullition : quelque temps après, on obtient de l'eau, et enfin de l'alcool. Les vins qui ne contiennent pas d'eau-de-vie, soumis à la même épreuve, donnent, au contraire, de l'eau d'abord, puis de l'alcool, et enfin de l'eau. Ce caractère ne nous paraît pas exact.

Moyens employés pour donner de la couleur aux vins.

Les vins vieux étant, en général, plus colorés que les jeunes, on conçoit que les marchands de vins aient cherché à donner plus de couleur à ces derniers.

Vins blancs. 1° On expose quelquefois les vins pâles à l'air; leur couleur devient plus foncée : on dit alors *qu'ils rouillent :* ce moyen est sans danger.

2° Il en est de même de celui qui consiste à colorer les vins au moyen du caramel.

3° On peut jaunir ces liquides à l'aide du gaz acide sulfureux : pour cela on les verse dans un tonneau dans lequel on a fait brûler du soufre : cette fraude est dangereuse si l'acide se trouve en assez grande quantité. Le vin frelaté par ce moyen a une odeur semblable à celle du soufre qui brûle, et il la perd lorsqu'on le fait bouillir pendant un quart-d'heure.

4° On a quelquefois coloré les vins pâles avec les baies de myrtille (*vaccinium myrtillus*), avec le bois de campêche, etc., substances qui ont également la propriété de les rendre plus astringens. Cette fraude, qui n'est accompagnée d'aucun danger, peut être reconnue à la difficulté avec laquelle on fait partir les taches produites par les vins sur le linge.

Vins falsifiés par des substances douces et astringentes.

1° On ajoute quelquefois aux vins du sucre, des raisins de casse ou des vins plus doux : cette addition est sans danger.

2° Dans certaines circonstances, pour rendre le vin plus astringent, on y ajoute de l'extrait d'écorce de chêne, de saule, etc. : ce moyen n'offre aucun inconvénient.

Des vins altérés par quelques autres substances.

Les vins peuvent quelquefois contenir de l'acide arsénieux, du cuivre, de l'antimoine, etc., et donner lieu aux symptômes les plus funestes. Nous ne croyons pas qu'une pareille fraude ait jamais été tentée par les marchands ; mais comme ces substances peuvent se trouver *accidentellement* dans les vins, nous pensons qu'il est nécessaire de faire connaître les moyens propres à les déceler.

Vins contenant de l'acide arsénieux (arsenic blanc du commerce).

1° Un mélange fait avec dix parties de vin rouge et une partie d'acide arsénieux dissous, précipite en jaune foncé par l'acide *hydro-sulfurique* (hydrogène sulfuré), en bleu-noirâtre par le sulfate de cuivre ammoniacal, et en blanc par le nitrate d'argent.

2° Un mélange fait avec dix parties de vin rouge et sept d'acide arsénieux, précipite en jaune doré par l'acide hydrosulfurique, en vert par le sulfate de cuivre ammoniacal, et en blanc par le nitrate d'argent.

3° Pour reconnaître la présence de l'acide arsénieux, on ramasse sur un filtre le précipité jaune formé par l'acide hydrosulfurique, et on le chauffe dans un tube de verre étroit et long, avec parties égales de potasse caustique (pierre à cautère) et de charbon : quelques minutes d'une chaleur rouge suffisent pour volatiliser l'arsenic métallique brillant comme l'acier qui s'attache aux parois de la partie supérieure du tube, et qui, mis sur les charbons ardens, répand l'odeur d'ail.

4° Le procédé suivant est encore préférable : on verse dans le mélange une suffisante quantité de chlore liquide et concentré pour lui communiquer une couleur jaune; il se forme un précipité jaune-rougeâtre, on le laisse déposer et on filtre; la liqueur, si elle contient de l'acide arsénieux, doit précipiter en *blanc* par l'eau de chaux, en *vert* par le sulfate de cuivre ammoniacal, et en *jaune* par l'acide hydro-sulfurique.

Vins contenant un sel d'antimoine.

1° Le vin antimonié, évaporé dans une capsule de porcelaine, et calciné dans un creuset avec du charbon et de la potasse, donne de l'antimoine métallique dont les caractères ont été exposés page 62.

2° Il ne précipite point par l'eau.

3° Il donne avec l'hydro-sulfate de potasse un précipité rouge foncé, à moins qu'on n'emploie beaucoup d'hydro-sulfate : dans ce cas le précipité est noir.

4° L'acide sulfurique (huile de vitriol) y fait naître un dépôt d'un jaune foncé, tirant légèrement sur le gris.

5° L'infusion alcoolique de noix de galle le précipite en blanc sale.

Il arrive quelquefois que les vins rouges contenant de l'émétique précipitent en jaune-rougeâtre ou en vert par l'hydro-sulfate de potasse, en violet foncé par l'acide sulfurique, et en violet clair par l'infusion de noix degae ; d'où nous croyons devoir conclure qu'il faut, lorsqu'on veut s'assurer de l'existence d'une préparation antimoniale dans le vin, le calciner avec du charbon et de la potasse, et en séparer l'antimoine métallique.

Vins contenant un sel de cuivre.

1° Un mélange de dix parties de vin rouge et d'une partie d'une dissolution concentrée de vert-de-gris, précipite en noir par l'hydro-sulfate de potasse, de soude ou d'ammoniaque, en brun-marron par le prussiate de potasse, et en gris très-foncé par l'ammoniaque. Ce dernier précipité ne se dissout pas en entier dans un excès d'alcali, et la liqueur qui le surnage n'est jamais bleue.

2° La même quantité de vin unie à

sept parties de dissolution de vert-de-gris donne des précipités analogues, si ce n'est que celui qui est fourni par l'ammoniaque est d'une couleur noire.

3° Pour s'assurer de l'existence d'un sel de cuivre dans un vin, on le fait évaporer, et on calcine la masse résultante avec du charbon et de la potasse; au bout d'une demi-heure d'une chaleur rouge, on obtient du cuivre reconnaissable à sa couleur.

4° Le procédé suivant est préférable : on décolore le vin par le chlore concentré, comme nous l'avons dit en parlant des vins frelatés par l'alun (*voy.* pag. 252); alors la liqueur filtrée doit précipiter, si elle contient du vert-de-gris, en *brun-marron* par le prussiate de potasse, en *vert* par l'arsenite de potasse, et en *noir* par les hydro-sulfates ou par l'acide hydro-sulfurique.

FIN.

TABLE DES MATIÈRES

PAR ORDRE ALPHABÉTIQUE.

A.

B.

C.

E.

F.

G.

H.

I.

J.

K.

L.

M.

N.

P.

R.

S.

T.

FIN DE LA TABLE PAR ORDRE ALPHABÉTIQUE.

FIN DE LA TABLE PAR ORDRE ALPHABÉTIQUE.

www.ingramcontent.com/pod-product-compliance
Lightning Source LLC
Chambersburg PA
CBHW060423200326
41518CB00009B/1460

* 9 7 8 2 0 1 2 1 6 2 5 2 5 *